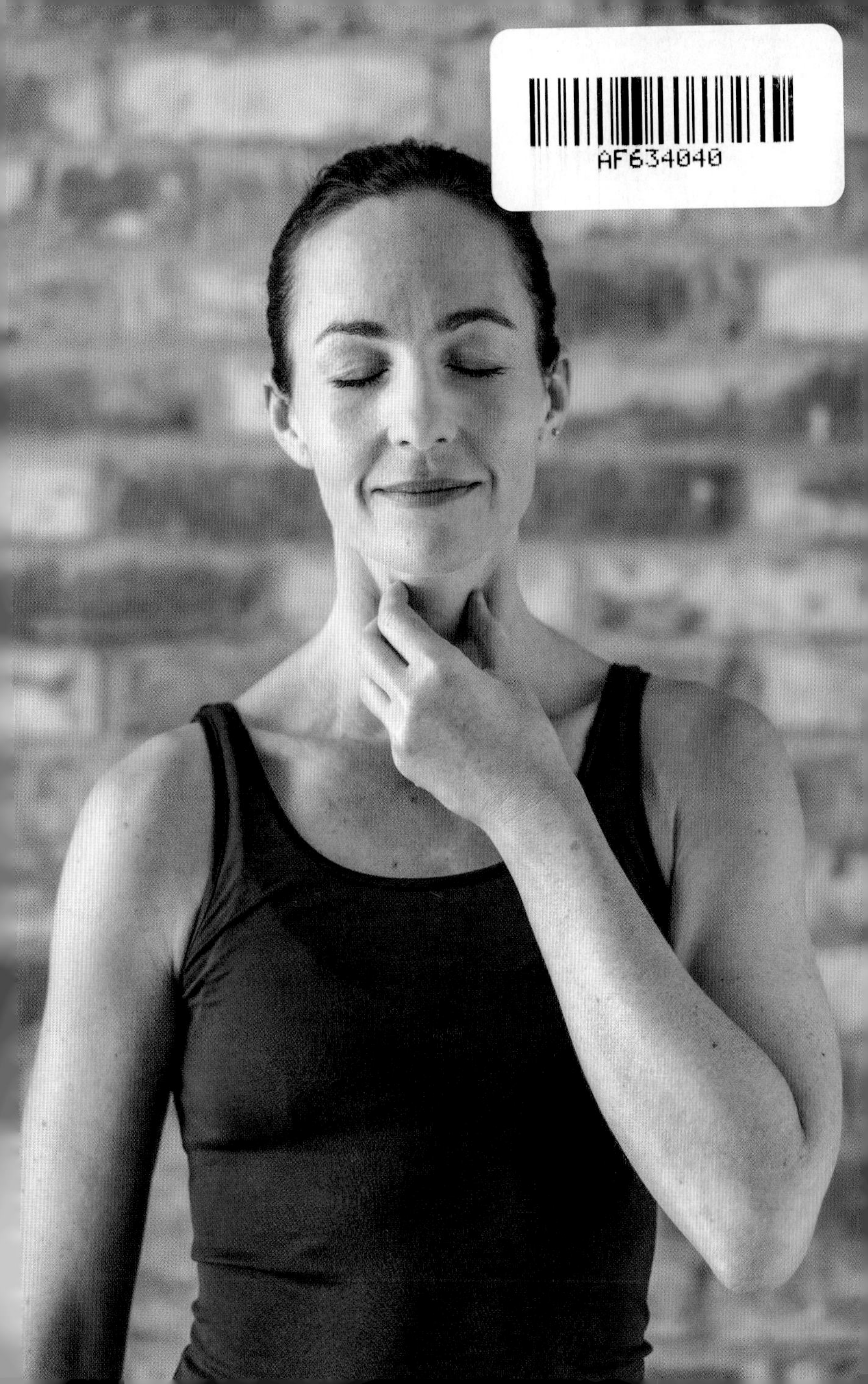

Die Schilddrüse ins **Gleichgewicht** bringen

Seit zwei Jahrzehnten kommen Menschen mit Schilddrüsenerkrankungen aus dem gesamten deutschen Sprachraum in meine Praxis, um ganzheitliche Hilfe zu erhalten bei Krankheiten, die die Schulmedizin mit einem Achselzucken abtut. Sie nehmen den weiten Weg auf sich, weil sie sich von ihrem Hausarzt, vom Internisten oder Endokrinologen (Hormonexperten) nicht verstanden fühlen und die in der Kassenmedizin üblichen praktizierten Therapien leidvoll erfahren haben. Sie sind dankbar für jede natürliche, sanfte medizinische Maßnahme, mit der sich die Schilddrüse stärken und heilen lässt. Und sie haben recht damit, denn Schilddrüsenkrankheiten gehen tief, und der Therapiestandard, der nahezu ausschließlich auf die chirurgische Entfernung der Schilddrüse, eine Bestrahlung oder eine Hormonsubstitution beschränkt ist, kann nur in wenigen Fällen helfen. Er stört oder zerstört mutwillig ein Organ, das es uns überhaupt erst erlaubt, ein volles, reiches und gesundes Leben zu führen.

Ein Großteil der Patienten ist durch Erkrankungen wie die Hashimoto-Thyreoiditis oder andere Formen der Schilddrüsenentzündung hormonell völlig aus dem Takt geraten und leidet als Folge einer Schilddrüsenunterfunktion an einer schwerwiegenden Beeinträchtigung hormoneller Abläufe, die sich geistig, seelisch und körperlich bemerkbar macht und einem Schneeballeffekt gleich oft auch andere Hormondrüsen in Mitleidenschaft gezogen hat. Andere Patienten werden durch die Schilddrüsenüberfunktion beim Morbus Basedow oder durch ein autonomes Adenom bedrängt. Und wieder andere entwickeln Schilddrüsenknoten, die einen unschönen Kropf hervorrufen und die die Luftröhre bedrängen.

Veränderungen, die durch Infektionen entstehen

Ein Großteil dieser Knoten sind keine Wucherungen von Gewebe, weder gutartig noch bösartig, sondern Veränderungen, die durch Infektionen entstehen, mit den entsprechenden Gewebereaktionen, die in einem Drüsengewebe häufig eine rundliche Form annehmen, wie das auch bei Tumoren meist der Fall ist. Wenn man hingegen von Schilddrüsenknoten spricht, sollte man Wucherungen von Gewebe damit meinen, Tumore, Verfestigungen, an denen vermehrte Zellteilung Verdichtungen schafft und die häufig rundlich aussehen, aber im Fall der Bösartigkeit auch mit der Umgebung verwachsen und in sie eindringen können. Bösartige Wucherungen, die Absiedlungen in die Lymphknoten oder in die Blutbahn schaffen und bei denen das standardisierte Vorgehen der Schulmedizin, die hier auf Stahl und Strahl setzt, angebracht ist.

Gutartig oder bösartig?

Nach einer offiziellen Statistik sind 99% der »Schilddrüsenknoten« Folgen von Entzündungen, haben einen gutartigen Charakter, sind keine Tumore und rufen nach einer Schilddrüsenmassage oder anderen regenerativen Verfahren, mit denen die Schilddrüse über der Wiederherstellung ihrer Gewebestruktur zur hormonellen Kraft zurückfindet. Das hat große Bedeutung für alle Lebensprozesse und auch für die hormonelle Balance.

Die **Abgrenzung** ist wichtig

Tumore in der Schilddrüse müssen also klar von den alltäglichen, häufigsten Veränderungen abgegrenzt werden, die von einer Schilddrüsenmassage profitieren. Die Abklärung ist mit dem Tastbefund – entzündliche Veränderungen sind weich, narbige Bildungen etwas derb, aber nicht hart – und dem typischen Aussehen im Ultraschall möglich. Mit einer klaren Differenzierung kann man also die Indikation für die Massage stellen und durch die Analyse gut einschätzen, wie eine Schilddrüsenmassage geplant werden muss, ob Verwachsungen gelöst werden müssen, ob narbige Verdickungen aufgeweicht werden sollten, ob es darum geht, die Durchblutung des Gewebes zu erhöhen, um Reparaturprozesse einzuleiten, oder ob eine Unterstützung des Lymphflusses für die Heilung der Gewebsveränderung sinnvoll ist.

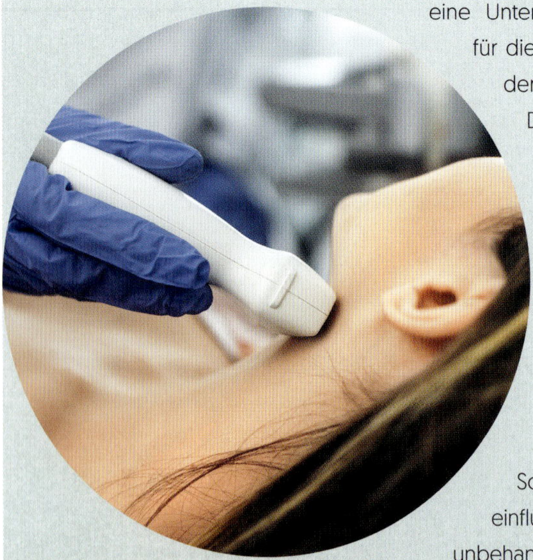

Diese Differenzierung bleibt im Praxisalltag meist aus, weshalb für 99% der Schilddrüsenveränderungen keine Therapie geplant wird. Stattdessen erwägt man die (unnötige) operative Entfernung oder eine Radiojodtherapie, oder die Veränderungen der Schilddrüse werden als unbeeinflussbar aufgefasst und bleiben unbehandelt.

Gezielte Lokaltherapie durch Schilddrüsenmassage

Tatsächlich kann eine gezielte Lokaltherapie aber viel Positives bewirken. Allein die Berührung der Schilddrüse morgens weckt Kräfte, aktiviert, ist stimmungsaufhellend durch die Förderung der Durchblutung in der Schilddrüse, was die Bildung von Hormonen und ihre Abgabe anregt. Ist die Schilddrüse entzündet, kann eine Massage die Entzündungsfaktoren senken und damit direkt Einfluss auf die Rückbildung des Entzündungsvorgangs nehmen.

Und: Mit einer Schilddrüsenmassage können noch weitere häufig vorkommende Veränderungen der Schilddrüse und ihrer Umgebung positiv beeinflusst oder sogar behoben werden: Beim Abklingen von Entzündungen können Narben zurückbleiben, die das Wachstum neuen Schilddrüsengewebes behindern. Diese Narben können sich in rundlichen Formationen ballen und damit auf benachbarte Strukturen drücken, was besonders nachteilig auf die Knorpel der Luftröhre wirken kann und auch die Stimmbänder im Kehlkopf in ihrer Funktion behindert. Entzündungsprozesse in der Schilddrüse rufen in vielen Fällen über kurz oder lang auch Verklebungen der Schilddrüse mit den angrenzenden Muskeln hervor, die zu einer blockartigen Struktur führen, die durch Bewegungen des Halses oder Schluckbewegungen zu Verziehungen des Schilddrüsengewebes führen.

In fortgeschrittenen Fällen verkürzt sich die vordere Halspartie so stark, dass der Kopf nach vorne und nach unten gezogen wird. Fehlstellungen des Nackens können die Ursache von Schwindel, von verschiedenen Schmerzen im Hals und Schulterbereich werden. Verkürzungen von Muskelfaszien vorne am Hals führen zu einer Steigerung des Tonus der Nackenmuskulatur, was nicht nur Verkrampfungen in dem Bereich erzeugen kann, sondern auch eine Erhöhung des Blutdrucks durch Notsignale der hinteren hirnzuführenden Arterien.

Eine gesunde, leistungsfähige Schilddrüse bildet den Hintergrund der Hormon-Balance, des geordneten Miteinanders der Hormondrüsen, und ist die Wurzel für Vitalität und Gesundheit.

Was dieses Buch ist

Dieses Buch zeigt, wie man eine Schilddrüsenmassage selbst durchführen kann, welche Techniken dabei zur Verfügung stehen, auf welche Dinge zu achten ist und welche Lokaltherapie wir mit der Schilddrüse anwenden können. Sie liegt vorne am Hals weitgehend frei und kann mit verschiedenen Arzneien erreicht werden, die durch die Haut in die Schilddrüse einziehen können. Das Einstreichen von Jod oder Ölen, das Anbringen von Wickeln und welche Arzneien sich für diese Wickel eignen, soll hier zur Sprache kommen.

Ein ganzheitliches Therapiekonzept

Die Schilddrüsenmassage bildet eine wichtige Ergänzung zu einem ganzheitlichen Therapiekonzept, bei dem meist einige andere Arzneien und Anwendungen hinzutreten, um den Heilungsverlauf zu ermöglichen. Ein guter Schilddrüsenhormonersatz im Fall einer Bildungsstörung von Schilddrüsenhormonen, die hormonelle Unterstützung der Nebennieren und der Einsatz von Geschlechtshormonen, die funktionell ja stark mit der Schilddrüse verbunden sind, eine Vitalstofftherapie, die Defizite ausgleicht, und auch der Aufbau des Mikrobioms im Darm im Fall einer Störung können für den Heilungsprozess bedeutsam sein.

Wenn es um komplexere Störungen geht wie die Autoimmunkrankheiten der Schilddrüse, die Hashimoto-Thyreoiditis und der Morbus Basedow, so sehen wir ja, dass bei vielen Menschen die Krankheitsintensität auch ohne Therapie wieder nachlassen kann und sich die Entzündungsprozesse zurückbilden können. In vielen Fällen aber ist es sinnvoll und notwendig, therapeutisch gezielt Störungen und Defizite anzugehen, um so einen Heilungsvorgang zuzulassen. Hier hat die Schilddrüsenmassage, ergänzt mit einer guten Lokaltherapie, einen festen Platz. Sie muss sorgfältig geplant und die Griffe, ihre Anwendung, die Dauer, die Häufigkeit und die Wahl der Hilfsmittel mit Bedacht ausgewählt werden.

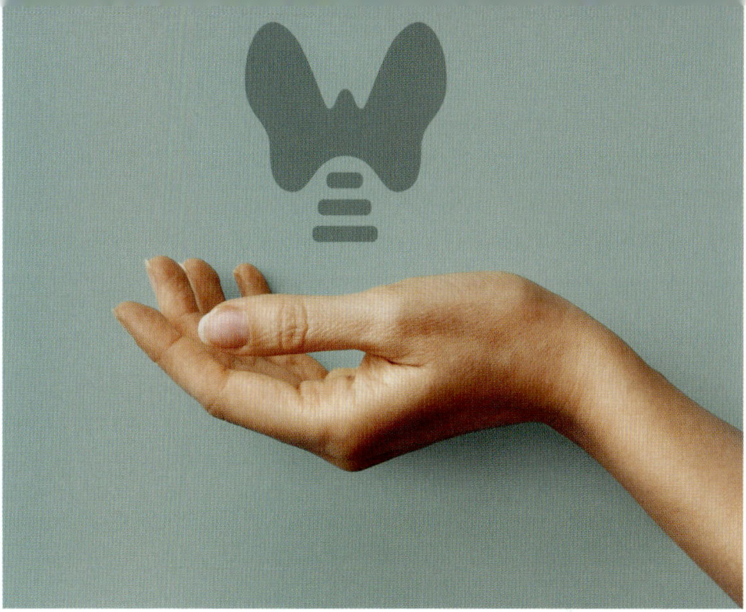

Bei Schilddrüsenproblemen ist ein ganzheitliches Therapiekonzept sehr wichtig.

Ärzte, die Veränderungen und der Schilddrüse operieren oder bestrahlen wollen, werden geneigt sein zu behaupten, dass Entzündungen generell unheilbar seien oder dass knotige Veränderungen nur wachsen oder jederzeit böse entarten können. Nie würden sie offen das aussprechen, was die Lebenserfahrung immer wieder zeigt, nämlich: dass Veränderungen in der Schilddrüse zu 99% das Ergebnis entzündlicher Prozesse sind, dass sie aus Gewebsauflockerungen und Narben bestehen und durch Reparaturprozesse auch schrumpfen und sogar verschwinden können. Teilweise spontan und ohne Therapie, schneller und besser, wenn man Hand anlegt und die Reparaturprozesse anleitet und unterstützt.

Die Schilddrüse in Balance

Als niedergelassener Internist, der im Schwerpunkt hormonelle Störungen einstuft und behandelt, habe ich eher den optimistischen Blick auf Schilddrüsenveränderungen gewonnen. Wenn man die vielen Tausende von Betroffenen erlebt, die im Laufe der Jahre in meiner Betreuung waren, dann sieht man, dass die meisten Knoten keine sind und dass Auflockerungen, die auf verschiedene sanfte Reize reagieren, sich zurückbilden können. Man sieht Schilddrüsen, die wieder zu normaler Größe heranwachsen, Narben, die sich auflösen, Entzündungen, die abklingen. Viele Fälle von Hashimoto sind in meiner Beobachtung geheilt worden, weil die Entzündung zur Rückbildung kam, oft durch mein therapeutisches Zutun, mitunter aber auch, weil der oder die Betroffene die innere Blockade dieser Erkrankung selbstständig aufgehoben hat und aus eigenen Kräften wieder gesund wurde. Oft unter einer Umstellung der Ernährung oder der Zufuhr eines Vitalstoffs oder besserer Schilddrüsenhormone, als man das in einem L-Thyroxin gemeinhin erhalten kann. Diese Erfahrung ist auch der Grund dafür, warum ich mittlerweile sehr stark für die Selbstbehandlung von Schilddrüsenkrankheiten eintrete und nur selten zu radikalen Therapien rate. Die Betroffenen sollen selbst Hand anlegen und Arzneien, die sich in der Naturheilkunde seit vielen Jahrhunderten bewährt haben, gezielt anwenden, um Heilungschancen zu fördern. Eine wichtige Maßnahme/Ein wichtiges Mittel für mich ist in dieser Hinsicht die Untersuchung geworden, um die so seltenen Tumore von den so häufigen Geschehnissen abzugrenzen. So sehr ich bei einem Schilddrüsenkarzinom für Stahl und Strahl eintrete, so entschieden rate ich bei den entzündlichen Prozessen zu einer ganzheitlichen umfassenden Therapie und dann auch zur Schilddrüsenmassage.

Sitz der Seele

Die Schilddrüse ist der Sitz der Seele, und psychosomatische Konflikte sind es in der Regel, die sich dort abbilden wie auf einer Landkarte. Mit der Schilddrüse lässt es sich gut arbeiten, da sie vorne am Hals frei zugänglich liegt und direkt berührt werden kann. Es ist ein großer Unterschied, ob man – mögen die therapeutischen Absichten noch so gut sein – mit einem Messer in die Schilddrüse schneidet oder mit einer Nadel auf sie einsticht, oder ob man ihre Veränderungen wirklich sanft, freundlich und rücksichtsvoll behandelt, streichelt und verwöhnt. Die Überlegenheit der Schilddrüsenmassage als Therapieform entsteht aus dieser Grundbedingung heraus. Wir können über die Massage die Schilddrüse direkt erreichen. Wir können Heilmittel in ihre Nähe bringen, sie über die Haut einstreichen und dann einwirken lassen, ohne dabei die Anwendung dieser Arzneien mit einer aggressiven Maßnahme kombinieren zu müssen. Wir können mit Vibration und Klang die Schilddrüse zum Schwingen bringen, und die Emotionalität, die beim Gesang oder durch Musik entsteht, gründet auf Prozessen der Hormonausschüttung in der Schilddrüse.

Wir haben es hier nicht so sehr mit einem inneren Organ zu tun, sondern mit einem, das mehr oder weniger offen zutage liegt und dessen Strukturen wir mit ein wenig Fingerspitzengefühl direkt ertasten können. So gelingt es uns, durch eine Schilddrüsenmassage zu unserem eigenen Inneren, zu unserem Seelenleben, Kontakt aufzunehmen und damit auch eine Verbindung zu schaffen zwischen dem Bewussten und dem Unbewussten. Das kann große Heilwirkung auslösen, besonders, wenn man sich selbst massiert, sich selbst erfährt. Aber auch die Massage, die ein geliebter Mensch oder eine erfahrene Therapeutin durchführt, kann hier große Wirkung entfalten. Das Berühren und Streicheln eines erkrankten Menschen ist eine Form der energetischen Kontaktaufnahme, und ähnlich kann man sich die Wirkung einer Massage auf die Schilddrüse vorstellen. So wie eine Mutter ihr weinendes Kind nach einem Sturz durch Umarmung und Reiben der verletzten Stelle tröstet und beruhigt, lässt sich die Schilddrüse als sensibles, stark reaktionsfähiges Organ mit heilenden Botschaften effektiv erreichen, wodurch sie Heilung erfährt.

Die Bedeutung der Schilddrüsenmassage und anderer sanfter Heilmaßnahmen besteht also darin, eine Operation oder Bestrahlung möglichst zu verhindern und die Schilddrüse mit sanften Mitteln in ihrer Funktion wiederherzustellen. In diesem Buch sollen Sie lernen, wie man die Schilddrüsenmassage bei den einzelnen Erkrankungen durchführt und durch welche Hilfsmittel man einen günstigen Einfluss auf das Heilungsgeschehen insgesamt nehmen kann.

Richtig massieren

Durch die Massage der Schilddrüse üben Sie einen gezielten Reiz auf dieses Organ aus. Einen Reiz, der sowohl Berührung als auch Liebkosung ist und der zugleich eine Anweisung an die Schilddrüse sein kann. In diesem Kapitel lernen Sie die verschiedenen Massagetechniken kennen.

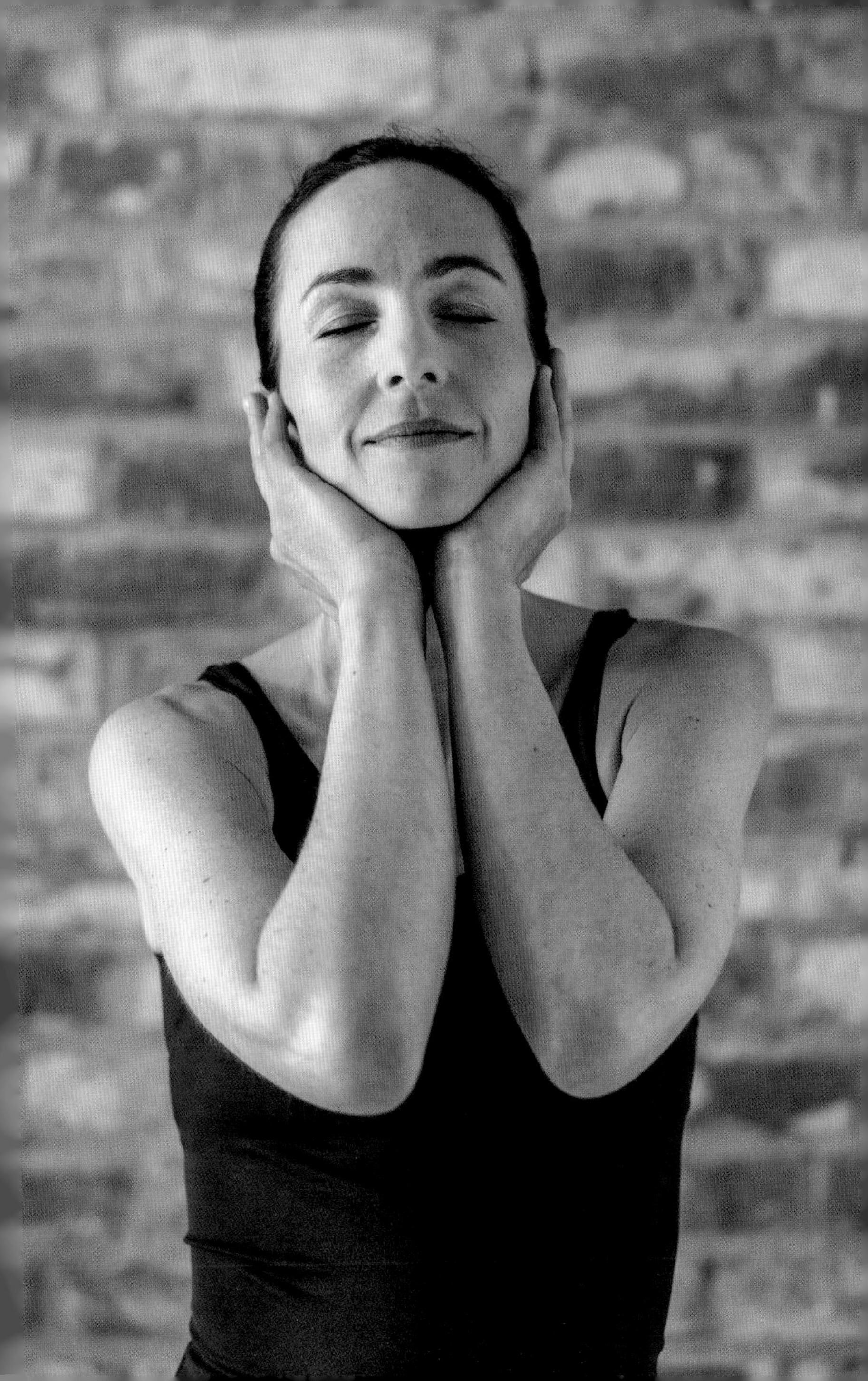

Die **Grundlagen**

Verschiedene Berührungsintensitäten

Wenn Sie einen Knoten berühren und sorgsam zusammendrücken, machen Sie die Schilddrüse darauf aufmerksam, dass das Gewebe unter Ihren Händen in seiner Funktion gestört ist. Durch die unmittelbare, »energetische« Berührung zeigen Sie quasi mit dem spitzen Finger auf den erkrankten Abschnitt. Dies ist aber nur ein Nebenaspekt der Behandlung, denn die Wirkung der Schilddrüsenmassage geht viel weiter: Die Schilddrüsenmassage ist vielmehr eine deblockierende Heilmethode, vergleichbar der Akupunktur, der Akupressur, dem Schröpfen, der Chirotherapie und anderen ähnlichen Techniken, bei denen man die Energielinien des Körpers, die Meridiane, stimuliert, um Energiestaus zu lösen.

Die Massage wird in allen Hochkulturen der Welt seit Jahrtausenden geübt, weil Haut und Unterhaut einen Großteil der Sensibilität des Menschen übermitteln. Berührung erreicht die Seele und kann sie heilen. Berührung der Haut über einem erkrankten Organ kann bis in die Tiefe reichen und große Wirkungen erzielen, wie man beispielsweise von Darm-Massagetechniken weiß. Die Schilddrüse liegt nur wenige Millimeter unter der Hautoberfläche und wölbt sich, wenn starke Knotenbildung vorliegt, direkt den Fingern entgegen. Sie ist dadurch stärker als die meisten anderen Organe für eine Massage erreichbar und dieser Heilmethode zugänglich. Die Schilddrüse kann im vergrößerten Zustand direkt berührt, massiert, ge-

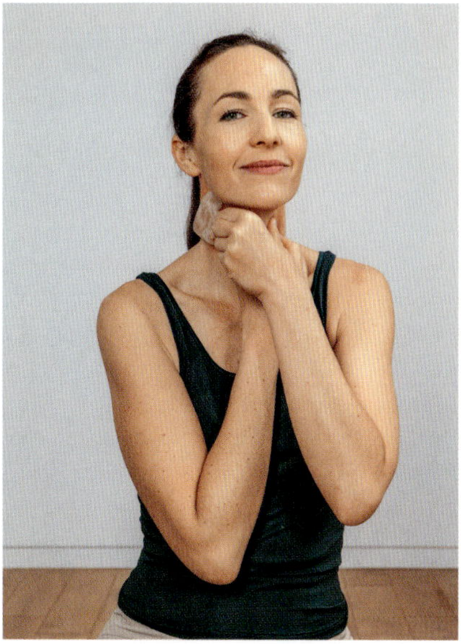

Auch mit einem Gua Sha Stein lässt sich die Schilddrüse berühren und massieren.

hegt und gepflegt werden. Wen wird es da verwundern, wenn sich dadurch starke und anhaltende Wirkungen erzielen lassen?

Dabei können wir unsere Hände auf ganz unterschiedliche Weise einsetzen. Eine zarte Berührung der Haut nehmen wir vielleicht als streichelnd und streichend war. An anderer Stelle ist es ratsam und sinnvoll, etwas fester zu greifen und bei der Massage druckvoller vorzugehen. Manchmal kneten wir vielleicht sogar oder halten den Druck auf das Gewebe eine kurze Zeit lang aufrecht, um Verklebungen und Verhärtungen zu lösen. Und diese verschiedenen Berührungsintensitäten lassen sich natürlich auch beliebig kombinieren! Lassen Sie sich ein auf diese Art der Berührung Ihrer Schilddrüse, und geben Sie sich und dem Organ Zeit, sich aufeinander einzulassen. So kommen Sie wieder in Ihre Mitte, und wenn Sie dadurch die Hormongabe oder gar eine Operation verhindern können, umso besser.

Eine universell anwendbare Technik der Schilddrüsenmassage, die unabhängig vom jeweiligen Krankheitsbild eingesetzt werden kann, gibt es deshalb naturgemäß nicht, eher verschiedene Grade der Herangehensweise. Grundsätzlich wirkt eine Massage lösend auf Verklebungen und Verspannungen, anregend auf die Durchblutung der Muskulatur und die Organstrukturen, fördernd auf den Stoffwechsel im Gewebe und je nach Intensität entspannend oder anregend und aktivierend. Durch den erhöhten Abfluss von Lymphe aus dem Gewebe unter einer Massage werden blockierte Energien wieder freigesetzt und aktiviert. Ideal also für die Behandlung von Schilddrüsenbeschwerden.

Man kann mit ganz einfachen Bewegungen beginnen und wird mitunter Lust darauf bekommen, differenzierter vorzugehen. Weiß man, unter welcher Schilddrüsenstörung man selbst leidet, kann man Techniken und Hilfsmittel auf die eigene Situation angepasst anwenden und wird deshalb schneller größere Erfolge erzielen. Zudem lässt sich die Schilddrüsenmassage selbst durchführen oder durch eine Masseurin oder einen Masseur, die/der die Anwendung umfassender und zielgerichtet vornehmen kann. In vielen Fällen ergänzen sich diese beiden Möglichkeiten und können sich gegenseitig befruchten.

Die **direkte** Massage

Vielleicht möchten Sie die Schilddrüsenmassage zunächst gerne selbst an sich ausführen? Hierzu möchte ich Sie ausdrücklich ermutigen, denn mit der Kraft Ihrer eigenen Hände und auch ohne therapeutische Hilfe können Sie schon viel erreichen. Besonders eignet sich hierfür die sogenannte direkte Massage, also das direkte Berühren der Schilddrüse und ihrer Umgebungsstrukturen. Davor sollten Sie sich aber zunächst orientieren und Ihre Schilddrüse selbst ertasten. Wo ist die Schilddrüse überhaupt?
Sie befindet sich seitlich neben der Luftröhre und unter dem Kehlkopf, und zwar knapp über dem Brustbein, etwa zwei Querfinger über dem Grübchen, das die vorn zusammenlaufenden Halsmuskeln bilden. Visualisieren Sie Ihre Schilddrüse dann – am besten mit geschlossenen Augen – als Organ in Schmetterlingsform unter Ihren Händen. Vielleicht spüren Sie auch die Verletzungen, Verhärtungen oder Vernarbungen Ihrer Schilddrüse. Und ganz sicher die wohltuende Kraft Ihrer Hände.

Kreisförmige Bewegung an der vorderen Halsseite

Die direkte Massage kann sozusagen »trocken« ausgeführt werden, doch meist bietet es sich natürlich an, dabei ein Öl einzumassieren, das in Bezug auf die zu behandelnde Schilddrüsenerkrankung Heilwirkungen in sich trägt. Bei viralen Infektionen, bei denen die Halslymphknoten geschwollen und schmerzhaft sind und sich die Schilddrüse infektiös entzündet hat und stark

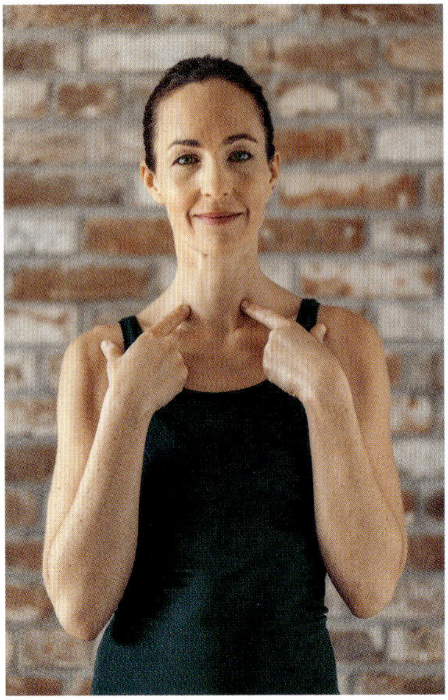

Der untere Rand der Schilddrüse liegt seitlich etwa 1 cm über dem Schlüsselbein, 2 cm von der Mittellinie entfernt.

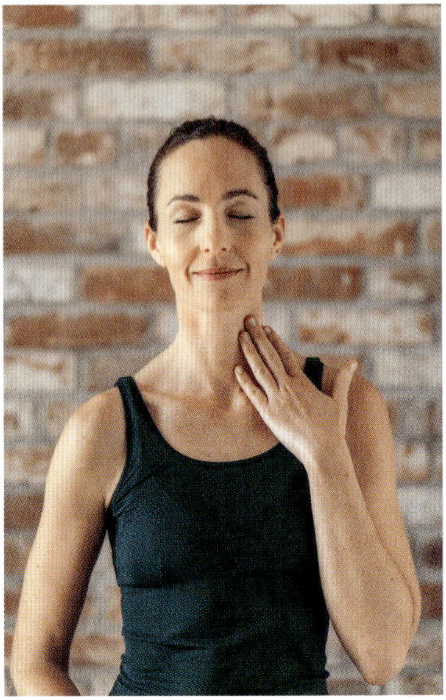

Sanfte Streichbewegungen an der Schilddrüse, mit denen Sie Öl einmassieren, wirken angenehm und schmerzlindernd.

schmerzt, wirken entzündungshemmende Öle, die aufgetragen, aufgeschichtet und einmassiert werden, angenehm und schmerzlindernd. Üblicherweise streichen Sie das Öl dabei auf beiden Seiten über der Schilddrüse sowie neben und unter dem Kehlkopf mit einer kreisförmigen Bewegung ein. Allein die Berührung und die Bewegung des Gewebes über der Schilddrüse und auch auf der Schilddrüse selbst wirken hier schon heilsam. Setzen Sie bei der Berührung am besten zwei oder drei Finger ein, je nachdem wie schmerzhaft die Entzündungsprozesse Ihrer Schildddrüse sind, sollten Sie die Berührung jedoch zurückhaltend dosieren.

Besonders die Thyreoiditis de Quervain, bei der häufig starke Schwellungen am Hals bestehen, kann so schmerzhaft sein, dass man kaum schlucken kann. In diesem Fall sollten Sie ganz auf die Massage verzichten und stattdessen möglichst dick und sanft ein entzündungshemmendes Öl einstreichen und dann einen entzündungshemmenden Halswickel anlegen [vgl. dazu Seite 45 und das Kapitel zu Wickeln ab Seite 42].
Bei einer Hashimoto-Thyreoiditis haben Sie selten Schmerzen, und die Entzündung in der Schilddrüse ist selten so akut, dass das Gewebe berührungs- oder druckempfindlich ist. Trotzdem sollten Sie, sofern hohe Antikörperspiegel bestehen und im Ultraschall eine entzündliche Schwellung und Aufblähung der Schilddrüse zu sehen ist, zurückhaltend und sanft vorgehen.

1. Benetzen Sie Ihre Fingerspitzen beim Massieren immer wieder mit einem entzündungshemmenden Öl [mehr zu den verschiedenen Ölen siehe Seite 92], um möglichst große Mengen des Öls in die Haut einzumassieren und so bis an die Schilddrüsenkapsel heranzubringen.

2. Streichen Sie in kreisförmigen Bewegungen den linken Lappen der Schilddrüse mit zwei Fingern der rechten Hand ein, und den rechten Schilddrüsenlappen mit zwei Fingern der linken Hand.

3. Sie berühren die Schilddrüse sanft, versuchen, sie zu ertasten, und üben einen leichten Druck auf sie aus. Sie wollen die Durchblutung dadurch erhöhen und auch einen Anreiz für den Abfluss gestauter Lymphe schaffen/geben. Führen Sie diese Massage auf jeder Seite etwa fünf Minuten lang durch.

Die Halsvorderseite ausstreichen

Diese Bewegung lässt sich optimieren, indem man – nach der Benetzung der Fingerspitzen mit Öl **(1)** – über Kreuz mit der Hand unter dem Kinn beginnend nach rückwärts bis zum Kieferwinkel **(2)**, von dort aus senkrecht über den Hals nach unten **(3)** und zuletzt einen Finger breit über dem Schlüsselbein nach außen streicht **(4)**. Diese Z-förmige Bewegung lockert zuerst den Mundboden und führt dann, an der oberen Spitze des Schilddrüsenlappens beginnend, über die gesamte Länge des Schilddrüsenlappens nach unten, um zuletzt auswärts zu streichen, um den Abfluss der Lymphe aus der Schilddrüse nach unten außen zu unterstützen. Mit dieser Technik vermeiden Sie jeden Druck auf den

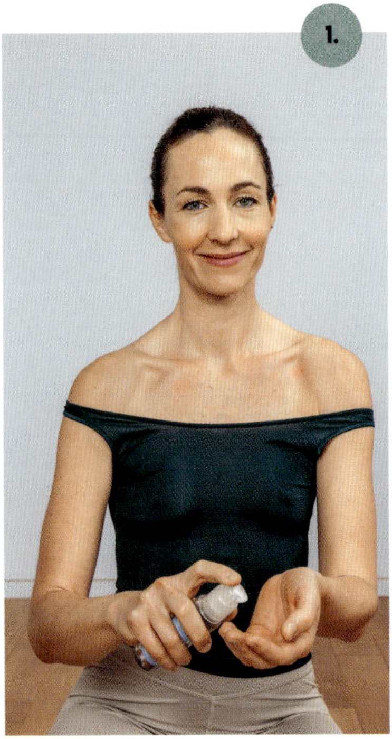

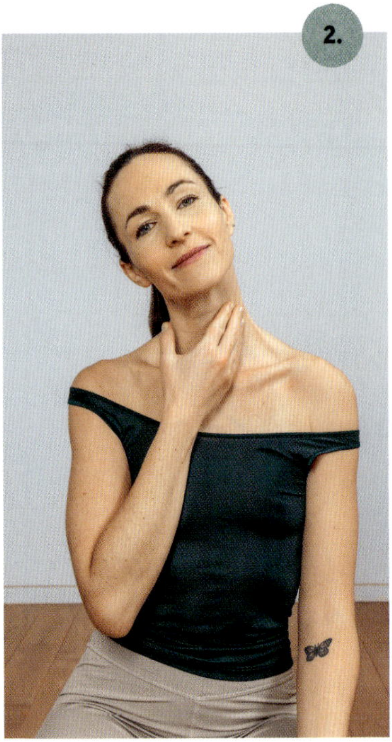

Knorpel des Kehlkopfs, des Ringknorpels und der Luftröhre, die in der Mittellinie des Halses liegen.

Die eben beschriebene Z-förmige Bewegung führt etwas weiter als ein undifferenziertes Streichen. Sie wird beidseits abwechselnd etwa 5 Minuten für jede Seite ausgeübt. Durch die regelmäßige, tägliche Anwendung der Z-Massage unterstützt man die Reparaturprozesse in der Schilddrüse und hilft ihr, zu gesunden. Je nachdem, ob diese sich unter einem krankhaften Prozess verhärtet hat oder in einem aktuellen entzündlichen Vorgang weich und druckempfindlich ist, wird die Massage mal mit leichtem Druck oder sehr zart und zurückhaltend ausfallen. Nach der Massage sollten idealerweise keine Beschwerden in der Schilddrüse bestehen. Sollten

3.

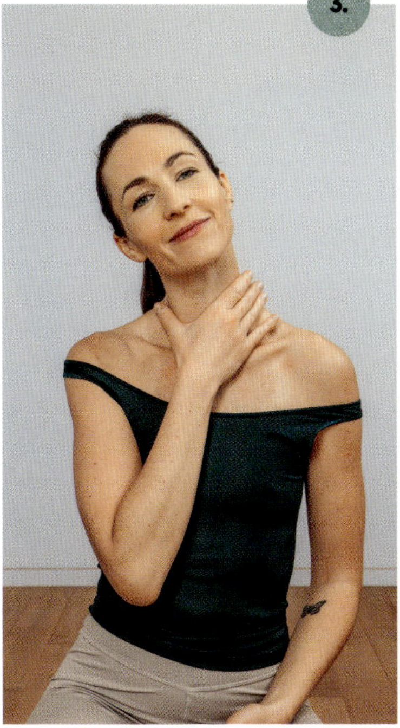

4.

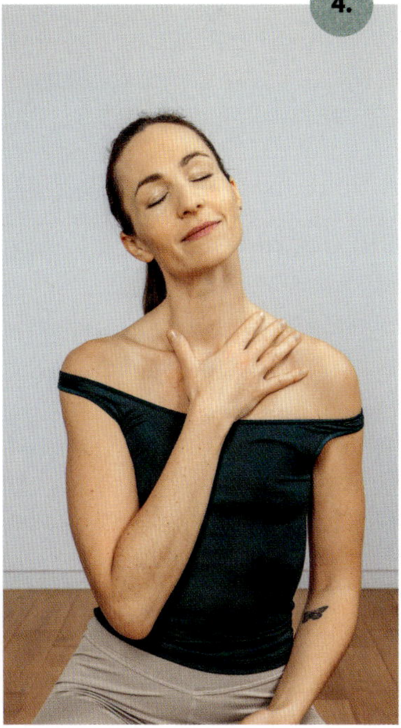

Sie nach der Behandlung doch einmal Schmerzen haben, bietet es sich an, ein entzündungshemmendes Öl sanft einzustreichen, um die Wirkung der Massage im Nachgang etwas zu mildern, oder für 30 Minuten einen Quarkwickel aufzulegen (vgl. dazu Seite 45).
Beobachten Sie bei der Massage auch die Reaktion Ihrer Haut auf die Berührung, denn dies ist eine gute Möglichkeit, die notwendige Berührungsintensität festzulegen. Hat sich die Haut unter der Behandlung nicht gerötet, können Sie beim nächsten Mal ruhig etwas beherzter an die Sache herangehen und etwas mehr Druck ausüben, etwas kräftiger schieben oder auch länger massieren. Letzteres ist bei vielen narbigen Verhärtungen sogar notwendig, damit sich die gewünschten Effekte zeigen.
Eine entzündliche Schwellung der Schilddrüse und des vorderen Halses kann man oft mit einer ganz zarten Berührung innerhalb weniger Tage zur Rückbildung bringen. Narbige Verfestigungen reagieren oft erst nach Wochen oder Monaten in zufriedenstellender Weise auf die Scherkräfte, also auf die Querdehnung, und den Druck, die man mit der Massage auf das Gewebe ausübt.

Die Trockenmassage mit einer Bürste

Die Berührung der Schilddrüsenregion mit der Hand hat einige Vorteile: Unter Nutzung der eigenen Feinmotorik lassen sich die Bewegung und der Druck sehr gut dosieren. Man spürt unter den Fingerkuppen, was man massiert. Mit den Fingern gelingt es oft auch gut, Öle, Cremes oder Salben aufzutragen und einzustreichen. Allerdings ist der Reibungswiderstand von Haut auf Haut nicht ganz so groß wie jener, den ich mit einer Bürste ausüben kann. Hier eröffnet sich das Feld der Massagebürsten, die im Handel zu diesem Zweck angeboten werden, allerdings in einer Größe, die die Nutzung am Hals einschränkt. Kinderbadebürsten mit einem kleineren Bürstenkopf und einer mittelgradigen Härte der Borsten eignen sich hingegen sehr gut für die Schilddrüsenselbstmassage. Sie ha-

ben einen langen Stiel, der es erlaubt, sich selbst bequem am Hals zu massieren, ohne die Hand dabei über die Herzhöhe heben zu müssen.
Mit der Bürste ist es möglich, oberflächlich mit wenig Druck über die Haut zu streichen, bis sie gerötet ist. Diese Massage findet direkt an der Oberfläche des Körpers statt in jener Region, wo ein wichtiger Teil der Energiebahnen des Körpers, der so genannten Meridiane, verläuft. Verschiedene Heilmethoden wie Schröpfen, Tapen, Akupunktur, Reflexzonentechniken nutzen diese empfindsame Oberfläche, um reflektorisch Tiefenwirkungen zu erzielen. Auch das Bürsten kann hier starke Wirkungen entfalten. Zugleich haben wir mit dem Reibungswiderstand, der mit der Bürste auf der Haut erzeugt werden kann, auch die Möglichkeit, Bindegewebe in der Tiefe zu dehnen und Druck- und Scherkräfte auf erkrankte Strukturen auszuüben. Die Z-förmige Bewegung, ergänzt durch direkte Massage mit der Bürste und gut dosierte Druckausübung, kann bei der Rückbildung narbiger Verklebungen und Verfestigungen Großes leisten.
Die Trockenmassage mit einer Bürste findet ihre breite Anwendung bei Menschen, deren Schilddrüsenentzündungen schon länger zurückliegen. In diesen Fällen haben sich innerhalb der Schilddrüse und auch in Bezug auf ihre Umgebung Vernarbungen, Muskelfaszienverkürzungen oder bindegewebige Verklebungen im vorderen Halsbereich gebildet, die mit der Massagebürste gelöst bzw. aufgebrochen werden können. In dieser Situation beginnt man einmal täglich mit der Bürste an diesen Strukturen zu arbeiten und die Durchblutung zu erhöhen, um mit Scherkräften die Rückbildung der Bindegewebsstrukturen einzuleiten.
Und so wird sie ausgeführt:

1. Streichen Sie von der vertikalen Spiegelungsebene des Körpers, der Mitte des Halses, wo die Knorpelstrukturen des Kehlkopfs, Ringknorpels und der Luftröhre liegen, von beiden Seiten in einer Horizontalbewegung nach außen, mal schräg nach oben oder schräg nach unten. **(1)**, **(2)**
2. Wechseln Sie die Seite und machen Sie es dort ebenso.
3. Dann legen Sie die linke Hand auf die Schilddrüse, bevorzugt an der harten, spürbaren Stelle, und fixieren diese.

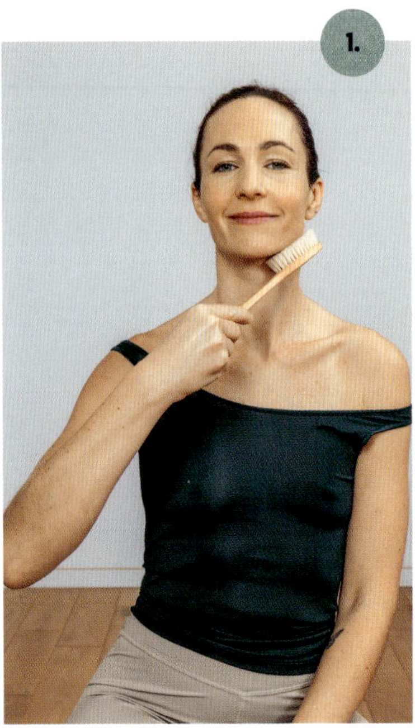

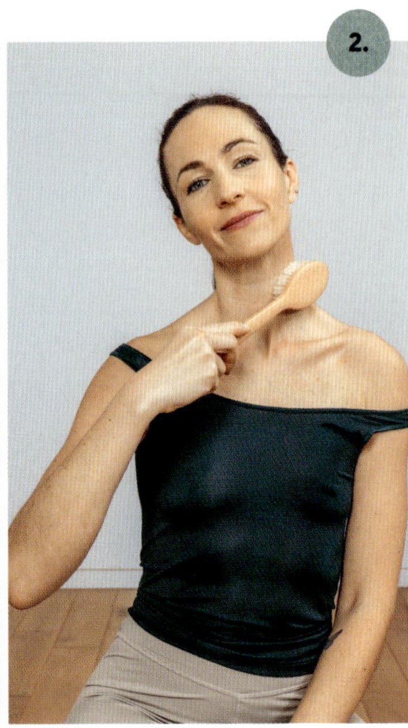

4. Bürsten Sie über diese Hand hinweg von der Schilddrüse nach links außen, oben und unten, sodass ein Dehnungsreiz zwischen Schilddrüse und ihrer Umgebung entsteht und sich die bindegewebigen Verklebungen dadurch lösen können. **(3)**, **(4)**
5. Wechseln Sie die Richtung und bürsten Sie auf gleiche Weise die rechte Seite.
6. Danach wiederholen Sie den ersten Teil der Übung, wobei Sie von der Mittellinie ausgehend nach außen bürsten. Der ganze Vorgang dauert etwa 5 Minuten.

3.

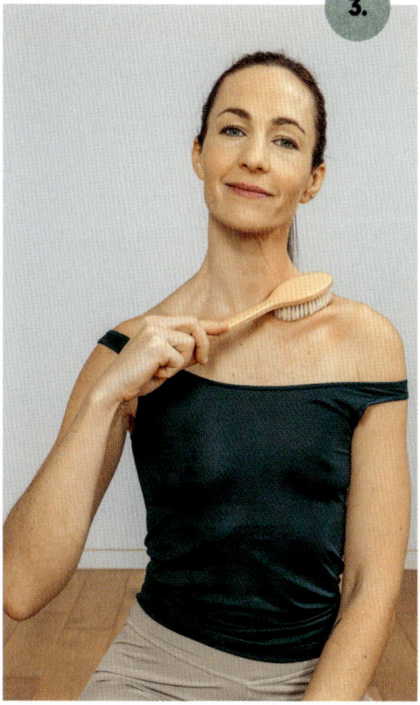

4.

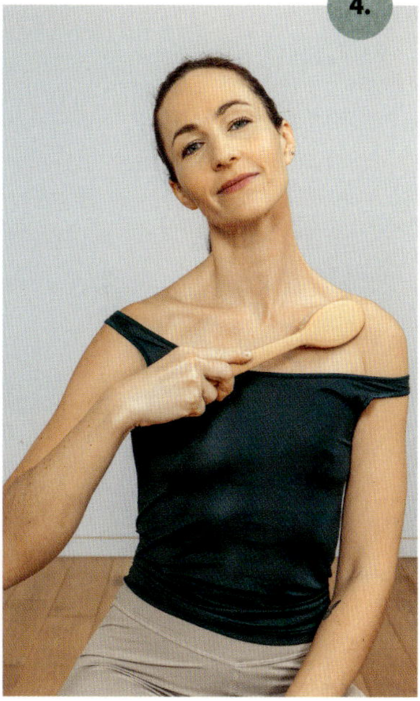

Einfache direkte Schilddrüsenmassage durch eine Therapeutin

Es ist absolut zu empfehlen, sich neben der Selbstmassage auch eine Therapeutin oder einen Therapeuten vor Ort zu suchen, die/der die Schilddrüsenmassage durchführen und das ergänzen kann, was Sie durch die manuelle Eigenbehandlung schon selbst erreichen können. Hier erschließen sich zahlreiche weitere Möglichkeiten, Verklebungen und Verhärtungen aufzulösen.

Die Durchführung ist denkbar einfach: Als Grundausstattung werden eine Behandlungsliege mit Kissen sowie ein Hocker, der am Kopfende der Liege platziert wird, benötigt.

1. Legen Sie sich auf den Rücken, den Kopf flach auf ein Kissen. Der Masseur sitzt hinter Ihnen und kann mit den Händen bequem den Kopf und den Hals berühren. Öltropfen, die unter der Behandlung in das Halsgrübchen gegeben werden, sollten nicht herausrinnen können. **(1)**
2. Der Masseur verteilt das Öl aus dem Grübchen vorne am Hals mit streichenden Bewegungen und beginnt dann, beidseits mit der Z-förmigen Bewegung (vgl. Seite 20). Er übt wenig Druck aus. **(2)**
3. Wenn die Hände seitlich nach unten über die Schilddrüse streichen, öffnen sie sich, die Finger spreizen sich und verteilen das Öl seitlich am Hals und in der Mitte über die Schlüsselbeine hinweg auf das Brustschild. **(3)**
4. Die Z-förmige Bewegung wird zehnmal durchgeführt, dann gibt es einen Tropfen Öl auf jede Wange, um das Gesicht zu massieren.

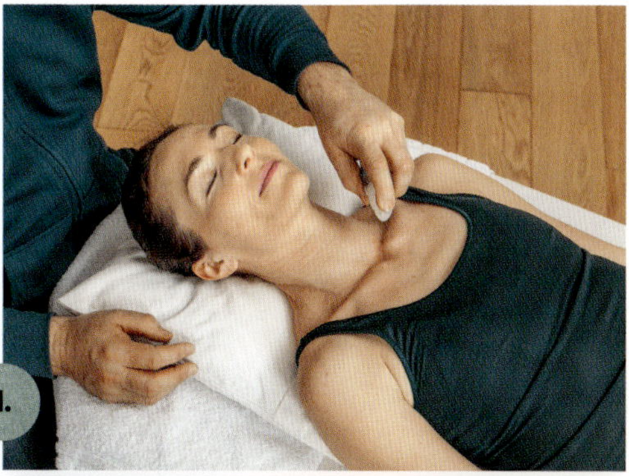

1.

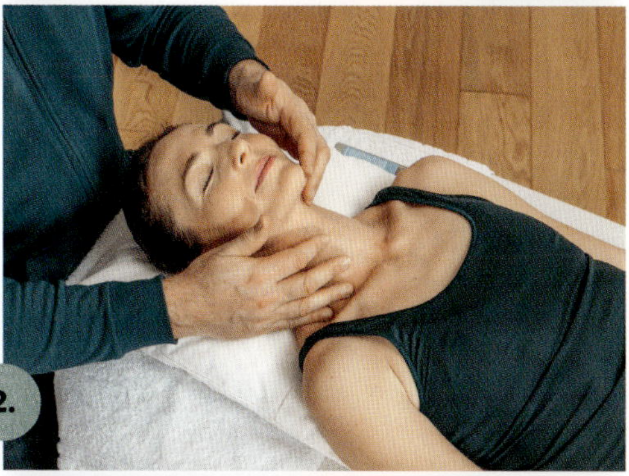

2.

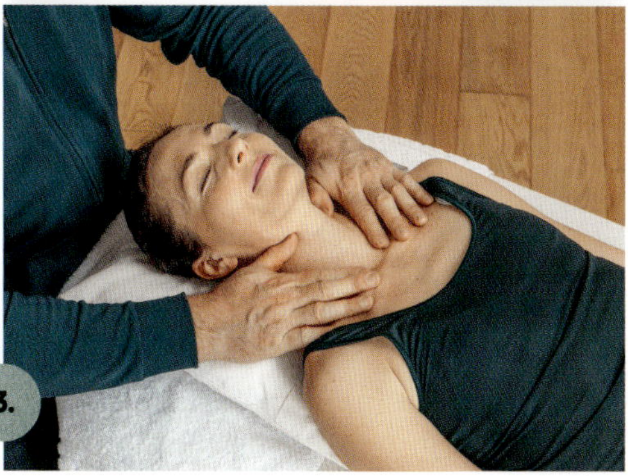

3.

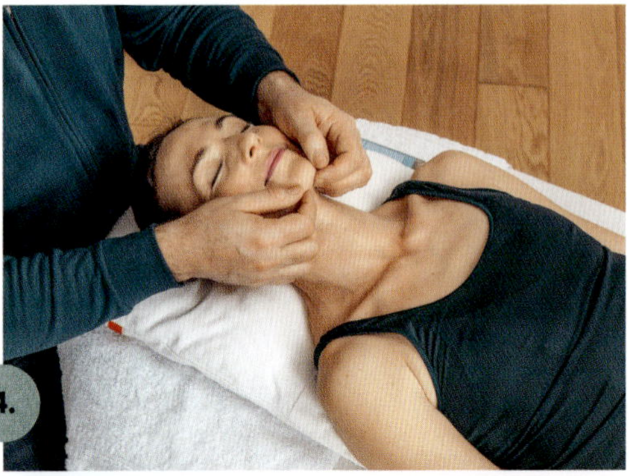

4.

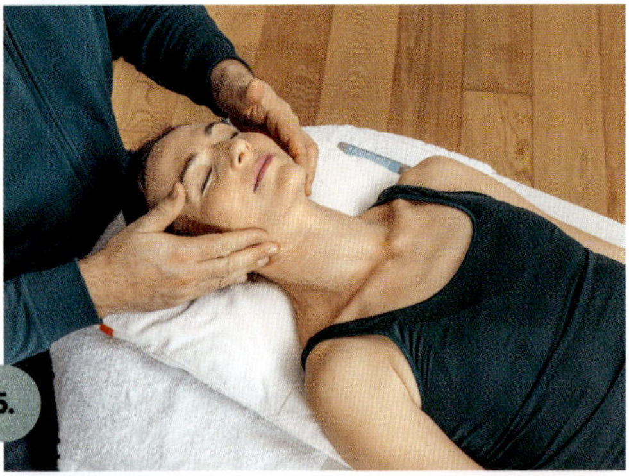

5.

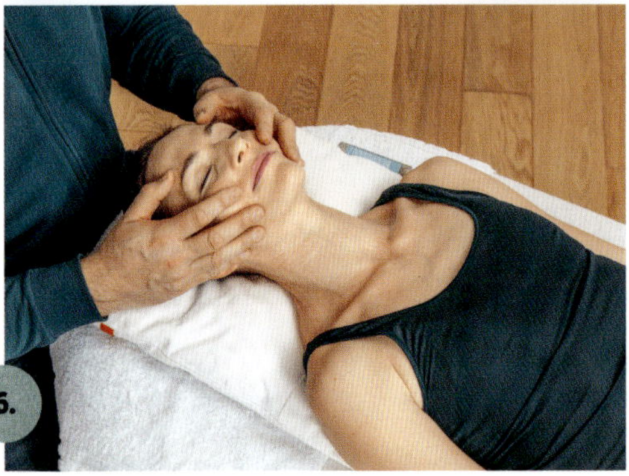

6.

5. Beginnend mit dem Kinn und der Mitte der Oberlippe werden die Lippen mehrmals mit je einem Finger von der Mitte bis in die Wange hinein lang gestrichen. **(4)**
6. Danach werden die Handflächen auf die Wangen und Jochbeine gelegt und streichen in einer großflächigen Bewegung von innen nach außen bis in die Schläfen. **(5)**
7. Als Nächstes streichen Finger von der Nasenwurzel nach oben bis zum Haaransatz mittig über die Stirn. **(6)**
8. Zuletzt wandern die Finger zur Hinterhauptsschuppe. Ohne den Kopf anzuheben, wird dort von der Mittellinie ausgehend sanft nach außen in die Richtung der Ohren gekrault. Dann legt man die Finger auf und zieht leicht am Kopf, der dabei auf dem Kissen bleibt, und dehnt die Halsmuskulatur. All diese Bewegungen werden fünfmal durchgeführt, bis man wieder die Z-förmige Bewegung macht. **(7)**, **(8)**

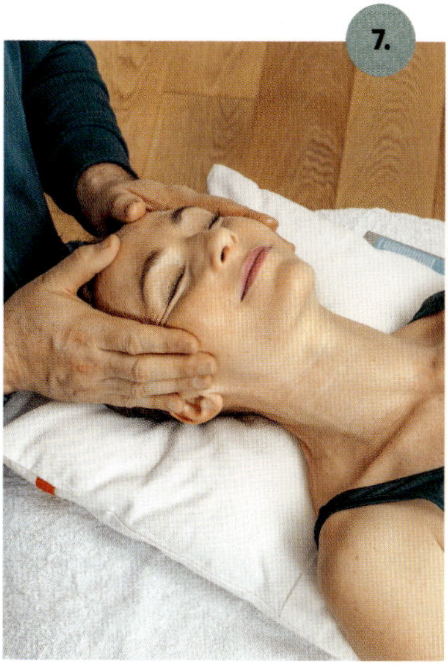

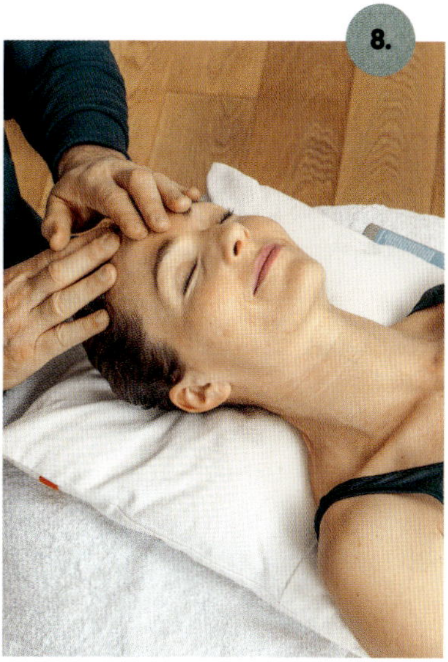

Das Hormonsystem aktivieren

Das Einbeziehen des Gesichts und des Nackens bei der Massage fühlt sich wohltuend an. Mit der Entspannung der Muskulatur wird auch die Basis dafür gelegt, dass sich Nacken und Hals entspannen können. Die Erweiterung der direkten Schilddrüsenmassage auf Hals, Nacken und Kopf erweitert auch ihre Wirkung auf das Hormonsystem. Reflektorisch gehören die Lippen zu den Geschlechtsdrüsen und die Region unter den Augen zu den Nebennieren. Veränderungen und Störungen auf der Ebene dieser Drüsen können als Veränderungen im Gewebsdruck, im Tonus der Muskeln oder auch an Veränderungen der Haut erkannt und zugleich über eine Massage behandelt werden.

So wie die Schilddrüse in ein Geflecht anderer Organstrukturen eingebunden ist und Störungen auf Ebene der Nebennieren- oder Sexdrüsenfunktion sich auf die Tätigkeit der Schilddrüse auswirken können, eröffnet sich uns die Möglichkeit, mit einer Massage von Gesicht und Nacken die Schilddrüse zu unterstützen und auch Nebennieren und Eierstöcke/Hoden in ihrer Tätigkeit zu stimulieren, was sich wiederum positiv auf die Schilddrüse auswirkt und den Effekt einer Schilddrüsenmassage verstärkt.

Die Schilddrüse ist genauso lebendig wie Sie selbst, ein kleiner eigenständiger Organismus, der im erkrankten Zustand aus Ihrem Gesamtorganismus gleichsam herausgefallen ist und wieder in ihn integriert werden muss. Sie müssen die kranke Schilddrüse erst kennenlernen, sich auf sie einlassen, sie zähmen und führen lernen. Schmerzt die Schilddrüse, wird die Massage streichelnd und zart sein und nur einmal täglich und auf wenige Minuten begrenzt durchgeführt werden können.

Ist die Schilddrüse hart und nicht druckschmerzhaft, dann gilt es, die Knoten mit nachdrücklicher und bis zu 30 Minuten anhaltender Massage zu bearbeiten, mitunter auch mehrmals täglich. Diese Massage soll die Durchblutung der Schilddrüse fördern, das Schilddrüsengewebe aus der Umklammerung spinnwebenartigen Bindegewebes befreien, und durch Operation oder Entzündung entstandene Narben aufweichen. Auch hier sollten Sie aber bei aller Hartnäckigkeit immer mit Gefühl arbeiten und stets darauf achten, wie die Schilddrüse auf Ihre Maßnahmen reagiert. Schmerzt sie nach der Massage oder ist sie geschwollen, haben Sie es mit Ihren Anstrengungen übertrieben und müssen beim nächsten Mal sanfter vorgehen. Denken Sie immer daran: Die Schilddrüse ist ein drüsiges Organ, umgeben von einer zarten Bindegewebskapsel. Bei einer entzündeten oder mit sog. Autonomien durchsetzten Schilddrüse, in der einzelne Zellgebiete autonom Schilddrüsenhormone bilden, kann eine Massage Herzklopfen, Bluthochdruck, Ängste, Schwitzen, Schwindel und andere Zeichen einer Schilddrüsenüberfunktion auslösen, vor allem, wenn Sie zu wenig einfühlsam vorgegangen sind. Glücklicherweise treten solche Komplikationen nur selten und nur vorübergehend auf. Sobald sie abgeflaut sind, können Sie noch einmal versuchen, mit einer sanfteren Technik vorzugehen. Gezieltes Kühlen, Ruhe und das Auftragen von Nachtkerzenöl lindern diese Beschwerden im Übrigen innerhalb von wenigen Minuten.

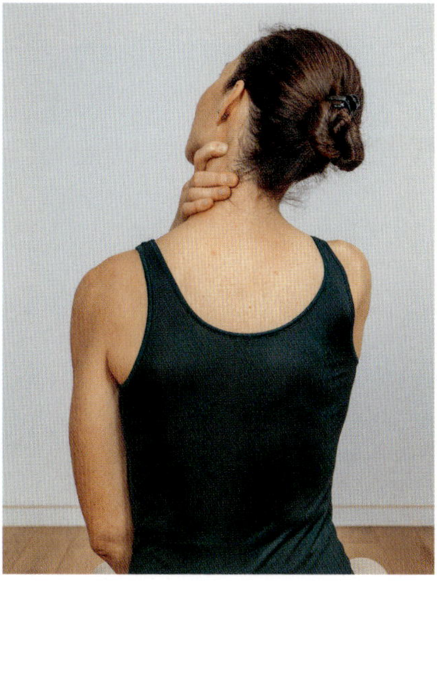

Die Erweiterung der direkten Schilddrüsenmassage auf Hals, Nacken und Kopf erweitert auch ihre Wirkung auf das Hormonsystem.

Die indirekte Massage

Im Fall einer Berührungsempfindlichkeit der Schilddrüse oder bei einer starken Entzündung des Schilddrüsengewebes ist es nicht immer sinnvoll oder hilfreich, die Schilddrüse bei einer Massage direkt zu berühren. Zumindest sollte die direkte Massage sehr vorsichtig und sanft erfolgen und zunächst im Einstreichen von Öl in die Haut oder im Anlegen eines Wickels (vgl. Seite 42) bestehen. Zudem sollten Sie aber hier auch versuchen, durch Muskelübungen und Massagen in der Umgebung der Schilddrüse eine heilende Wirkung auf das erkrankte Organ zu erzielen.

Durch Grimassieren zu neuer Beweglichkeit

Die indirekte Massage findet hauptsächlich durch Bewegungsübungen der die Schilddrüse umgebenden Muskulatur statt. Zwei Muskelgruppen sind hier wichtig: die Ausdrucksmuskeln und die Haltemuskulatur.

Mit den Ausdrucksmuskeln bewegen Sie die Schilddrüse und deren Umgebung und fördern damit die Durchblutung des (Muskel-)Gewebes wie auch den Lymphabfluss im Halsbereich. Die Schilddrüse ist eingebettet in diese Muskulatur, die wir zum Sprechen, zum Singen, zum Kauen und zum Schlucken verwenden. Und sie befindet sich nicht zufällig dort in diesem Bereich, der in der asiatischen Heilkunst als Hals-Chakra bezeichnet wird, sondern sie gehört dort auch hin. Ein Energiewirbel, der durch Selbstausdruck, durch

das In-Worte-und-in-Laute-Fassen stimuliert wird und der sich verschließt und blockiert, wenn man verstummt und verschweigt.
Umso wichtiger ist es, neue Beweglichkeit in der starr und oft steif gewordenen Muskulatur zu gewinnen. Dies erreichen wir durch das sogenannte Grimassieren. Die Grimasse ist der Ausdruck des Gesichts, der vor allem um den Mund herum gebildet wird und an der Vorderseite des Halses entlang nach unten verläuft. Sowohl der Mund, aber auch der Kehlkopf und – wenngleich auch im gesunden Zustand unsichtbar – die Schilddrüse sind an dieser Ausdruckshaltung beteiligt. Doch die entspannende Wirkung auf den Kehlkopf und seine Umgebung ist nur das eine. Zugleich profitiert auch die Schilddrüse von diesen Übungen: Sie wird durch Entkrampfung wieder stärker durchblutet und kann so durch fein abgestimmte Hormonproduktion weit besser die Emotionalität in die Stimme legen.

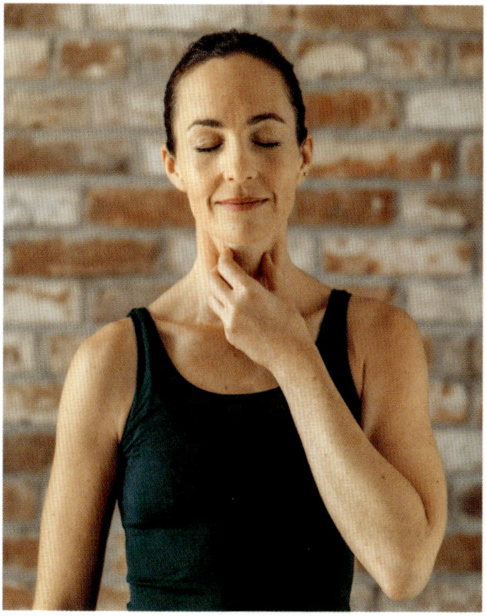

Bei einer entzündeten Schilddrüse sollte die direkte Massage sehr vorsichtig und sanft erfolgen.

Grimassieren – Die erste Übung

1. Strecken Sie die Zunge heraus, bewegen Sie sie in alle Richtungen und geben Sie dabei Laute wie »A« oder »E« von sich. **(1)**
2. Nehmen Sie die Zunge zurück und schieben Sie die Spitze über den Gaumen so weit nach hinten, wie das geht. **(2)**
3. Kneifen Sie dann die Muskulatur des Gesichtes bei geschlossenem Mund zusammen. Danach wieder locker lassen. **(3)**
4. Öffnen Sie erneut den Mund und strecken Sie die Zunge heraus. Bewegen Sie sie, machen Sie Laute. **(1)**
5. Wiederholen Sie diese Übung zehn Mal. Vermeiden Sie Verkrampfungen durch übertriebene Bewegungen, versuchen Sie, locker zu bleiben und Spaß bei dieser Übung zu haben.

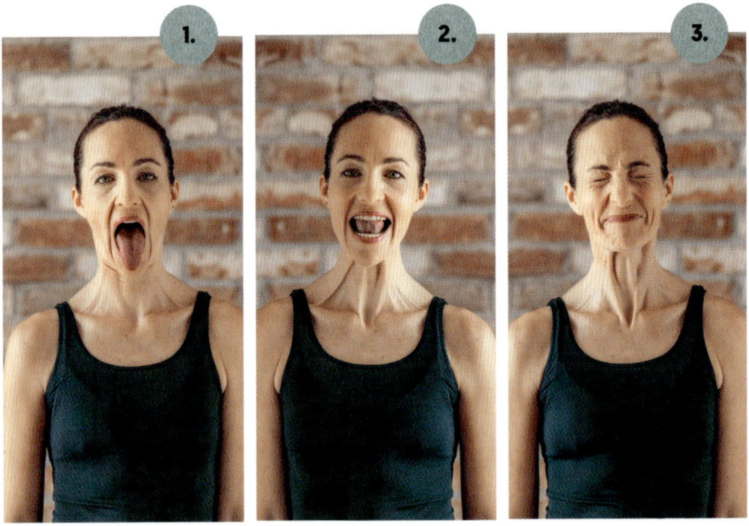

Grimassieren – Die zweite Übung

Die zweite Übung bezieht das Platysma mit ein, den oberflächlichen Muskel, der über die Vorderseite des Halses bis zum Schlüsselbein zieht. Schlucken Sie als Vorbereitung auf die Übung zunächst und halten Sie in der Schluckbewegung inne, um zu spüren, wo dieser Muskel sitzt – nämlich flach unter der Haut der gesamten Halsvorderseite. **(1)**

1. Spannen Sie das Platysma fünf Sekunden lang an, dann lassen Sie wieder locker. **(2)**
2. Wiederholen Sie diese Übung zehn Mal.

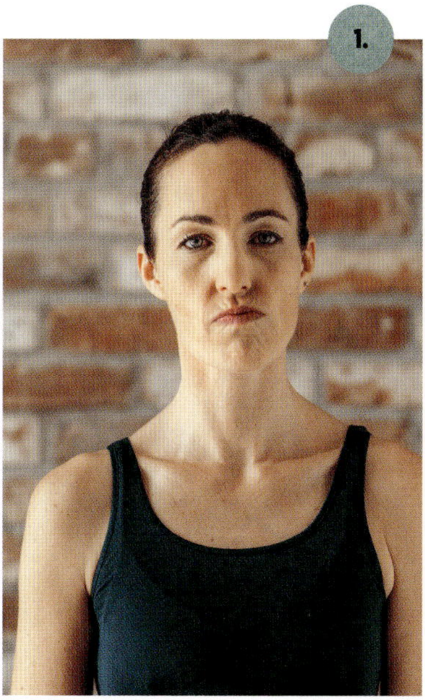

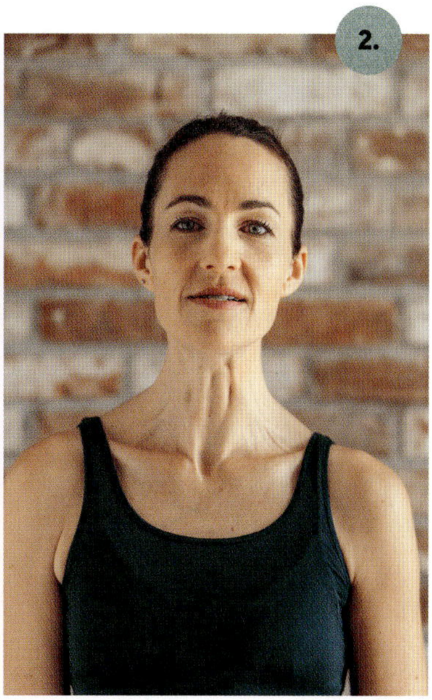

Bei **großem Ärger grimassiert** man bis zur Schilddrüse hinab

Das Platysma und die darunterliegende Muskulatur der vorderen Halsseite, die Sie dabei vielleicht mitbewegen werden, verkrampfen sich im Alltag häufig, wenn es sich um Auseinandersetzungen mit anderen Personen, also um die Kommunikation mit Ihrer sozialen Umgebung, handelt. »So einen Hals kriegen« heißt dazu die Redensart. Man bekommt diesen Hals weniger dadurch, dass man seinem Unwillen Luft macht und schreit, sondern eher dann, wenn die unterdrückte Wut sich im Halsbereich staut und dort den Energiefluss blockiert. Das Platysma bewusst anspannen und entspannen zu können hat hier die Funktion, unwillkürliche Verkrampfungen zu mildern und mit der Zeit ganz aufzulösen. Das hat eine wichtige entspannende Wirkung auch auf die Schilddrüse, die in Belastungssituationen diese Einwirkungen nicht mehr als Schutzschild abfangen muss, sondern unter der stabil gewordenen und anpassungsbereiten Muskulatur selbst besser geschützt ist.

Lymphdrainage

Ergänzend zu den Anleitungen der direkten oder der indirekten Massage – oder durch die Kombination aus beiden Massagetechniken – können Sie Ihre Schilddrüse auch durch Griffe aus der manuellen Lymphdrainage unterstützen und stimulieren. Insbesondere durch das Aktivieren der großen Lymphbahnen am Hals lassen sich spürbare Entlastungen und Wirkungen erzielen. Grundsätzlich können Sie die massierende Aktivierung der Lymphbahnen rund um die Schilddrüse vor oder nach den Massagegriffen ausführen. Beachten Sie dabei aber, dass Sie die Lymphdrainage dann vor der Massage anwenden sollten, wenn Sie akut unter Lymphknotenschwellungen am Hals oder unter Schwellungen an der Halsvorderseite oberhalb des Kehlkopfs leiden.

Streichen Sie dazu nach den Muskelübungen mit den mit Öl benetzten Fingerspitzen seitlich am Hals an den großen Gefäßen entlang sanft von ganz oben, beginnend unter dem Ohr, bis nach ganz unten hin zum Grübchen über dem Brustbein. Sie fördern damit noch einmal zusätzlich und direkt den Abfluss der Lymphe aus dem Kopf- und Halsbereich. Diese sanfte Mas-

Blutkreislauf und Lymphsystem

Blutkreislauf und Lymphsystem erfüllen gemeinsam vielfältige Aufgaben für unseren Körper. Während der Blutkreislauf mit der Aufnahme, Weiterleitung und Verteilung lebenswichtiger Stoffe der Organversorgung dient, gewährleistet das Lymphsystem als paralleles Gefäßsystem die Versorgung und Reinigung unserer Gewebe und bildet gleichzeitig die Basis für unser Immunsystem

sage der Halsseite hat große Bedeutung bei allen Schilddrüsenerkrankungen, bei denen auch die Halslymphknoten geschwollen sind, vor allem bei der Thyreoiditis de Quervain, einer schmerzhaften Form der Schilddrüsenentzündung. Davon abgesehen ist sie aber generell bei allen entzündlichen Schilddrüsenerkrankungen sinnvoll.

Die Massage der Haltemuskulatur

Die Haltemuskulatur des Halses hat vorwiegend die Aufgabe, den Kopf zu tragen. Auch das sollten Sie nicht mechanisch sehen, sondern als psychosomatisches Phänomen: Das heißt, mit einem guten Muskeltonus im Nacken stehen wir aufrecht, wenden anderen das Gesicht zu, bewahren Haltung. Wir wollen im Leben kein »Wendehals« sein, aber auch nicht »starrköpfig« werden. Es ist sinnvoll, immer wieder durch eine Massage daran zu arbeiten, Verkrampfungen der Nackenmuskulatur aufzulösen und Stabilität durch einen guten Muskeltonus aufzubauen, der uns in die Lage versetzt, in Belastungssituationen stärker und selbstbewusster zu agieren, ohne dabei zu verkrampfen. Geradliniger zu werden und konsequenter und trotzdem nicht stur, sondern anpassungsfähig, wendig und weich, wo es notwendig und sinnvoll ist. Wenn uns das gelingt, dann wird die Schilddrüse zu allen Zeiten gut durchblutet bleiben und damit gar nicht erst erkranken – oder zumindest wieder genesen können.

Die Haltemuskulatur setzt sich aus vielen Muskeln zusammen, die zum Großteil im Nacken sitzen. Sind diese verkrampft, blockieren sie den Blutfluss in den Adern des Halses und drosseln auch die Blutversorgung von Nerven, die zur Schilddrüse hinziehen. Wahrscheinlich ist die daraus entstehende Nervenstörung im Gewebe einer der Hauptfaktoren, die Veränderungen in der Schilddrüse hervorrufen. Die Blockade im Bereich des Nervensegmentes führt zu Blockadeerscheinungen im Drüsengewebe, die sich häufig als Knoten manifestieren, aber auch entzündlich werden können, wenn die Drosselung der Blutzufuhr zu langanhaltend oder intensiv ist.

Von der Osteopathie, die mit ganz sanften Impulsen arbeitet, bis hin zum beherzten Ruck des hoffentlich auch mit Einfühlsamkeit begabten Chirotherapeuten gibt es neben der Massage viele Möglichkeiten, Verspannungen im Nacken zu lindern oder aufzuheben und den Muskeltonus im Nacken zu senken.

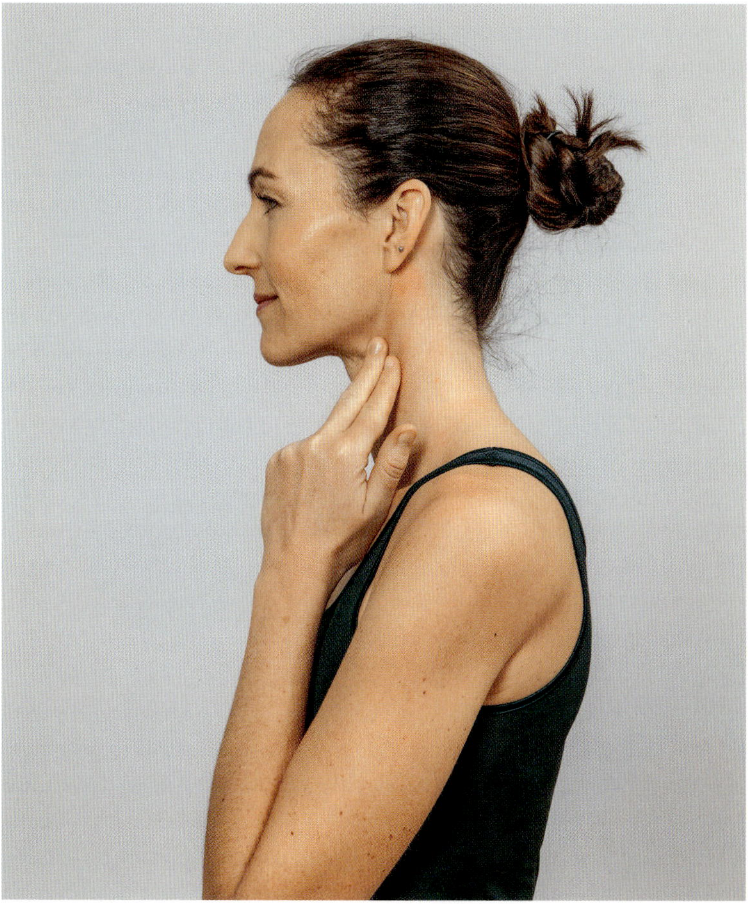

Eine Massage löst Verkrampfungen der Nackenmuskulatur.

Die Selbstmassage des Nackens

Wenn Sie selbst in Eigenregie Ihren Nacken massieren wollen, dann tun Sie das am besten im Sitzen.

1. Benetzen Sie die Handfläche (etwa zunächst die der linken Hand) mit Öl und streichen Sie dann auf der gleichen Seite des Körpers mit der Handfläche quer über den leicht gebeugten Nacken.
2. Behandeln Sie diese Seite eine Minute lang und gehen Sie dann zur anderen Seite über, um gar nicht erst einseitige Verspannungen des Nackens hervorzurufen.
3. Wenn Sie dann wieder auf die »Gegenseite« zurückkehren, versuchen Sie, die streichende Bewegung nach vorne hin zu verlängern, und gleiten Sie dabei auch über die Schilddrüse.
4. Sie massieren in einer ganzen Bewegung von hinten im Nacken bis nach vorne zur Halsmitte und schaukelnd wieder zurück. Damit verbinden Sie – psychosomatisch gesprochen – die ausdrucksstarke Vorderseite des Halses mit der stützenden Rückseite des Nackens und führen dabei halb bewusst eine Meditation über das Innen und das Außen schlechthin, über die Rolle, die Sie im Leben spielen, und das Selbst, das hinter dieser Rolle lebt und oft damit in Konflikt gerät.
5. Hilfreich ist es, während der Massage zu singen. Die Vibration, die dabei entsteht, unterstützt die Wirkung der Massage.

Die Stellung der Nackenwirbel

Nach meiner Erfahrung hat es auch eine große Bedeutung für die Schilddrüse, ob die Nackenwirbel harmonisch und gerade miteinander kommunizieren. Ein Wirbel soll gerade über dem anderen stehen, die Gelenkflächen sollen locker aufeinandersitzen. Besonders der erste Halswirbel, der Atlas, sollte weder quer verschoben noch in sich gedreht sein. Ein Atlastherapeut kann hier in einer Sitzung sanft begradigen und damit den Energiefluss in Gang bringen und modulieren. Diese Tätigkeit ist auch von großer Bedeutung in meiner Praxis bei der Behandlung von Schilddrüsenkrankheiten.

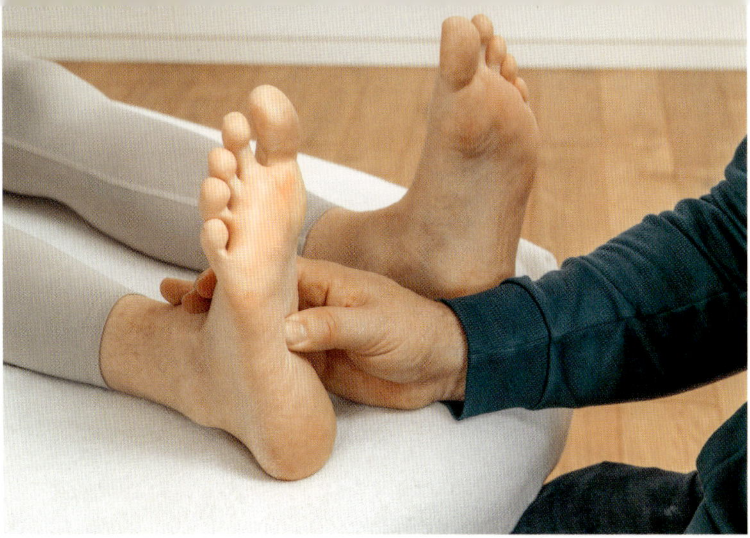

Zur indirekten Massage gehören auch Techniken wie die Fußreflexzonenmassage.

Die Fußreflexzonenmassage

Zur indirekten Massage gehören auch Techniken wie die Fußreflexzonenmassage, bei der man den Großzehenballen innenseitig und am Übergang zum Grundgelenk massiert, das heißt, an einer Stelle, an der sich die Schilddrüse energetisch abbildet. Diese Behandlung können Sie allerdings nicht selbst durchführen, sondern müssen sie einer Therapeutin oder einem Therapeuten überlassen.

Wie **lange** wird massiert?

Jeden Tag so lange, wie das die Schilddrüse akzeptiert und wie Sie Zeit haben. Und das wenigstens über vier Wochen, bevor Sie Bilanz ziehen und Ihre Arbeit einer Erfolgskontrolle unterwerfen können. Mehr zum Thema »Erfolgskontrolle« dann im Zusammenhang mit den einzelnen Krankheitsbildern ab Seite 66.

Wickel und **Auflagen** für die Schilddrüse

Wickel sind eine gute Ergänzung bei jeder Massage. Denn während die Massage immer etwas Aktives oder Aufwühlendes für den Körper darstellt, entfaltet der Wickel seine sanfte Kraft in Ruhezeiten. Und er arbeitet mit Wärme- bzw. Kältereiz, was für Schilddrüsenerkrankte besonders nützlich und lindernd sein kann.

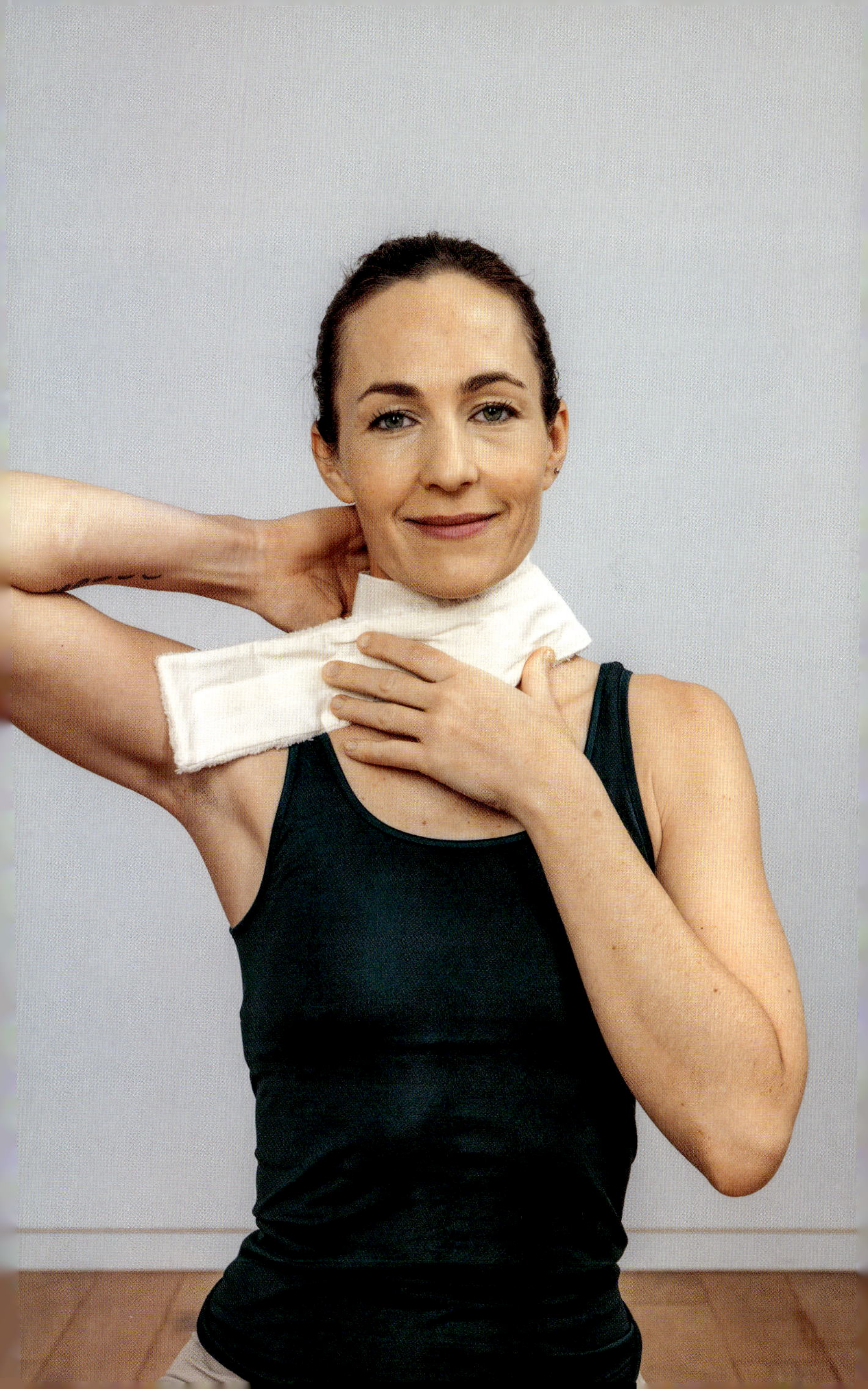

Für jeden Knoten der **richtige** Wickel

Wickel waren früher bei Erkältungskrankheiten viel im Gebrauch und erfreuen sich mittlerweile wieder größerer Beliebtheit. Geht man in der Geschichte der Medizin zurück, kann man schon bei Hildegard von Bingen erfahren, wie umfassend vor Jahrhunderten Wickel und Auflagen zu Heilzwecken genutzt wurden. In der Behandlung von Schilddrüsenerkrankungen machen wir uns die Eigenschaft von Wickeln zunutze, sowohl lokal als auch systemisch, sprich auf den gesamten Organismus zu wirken, die Durchblutung des Gewebes anzuregen, den Fluss der Steuerhormone zu stimulieren und so die Reaktionsstarre der Schilddrüse aufzulösen. Ich möchte Ihnen aus den reichen Möglichkeiten, Wickel durchzuführen, vor allem die folgenden ans Herz legen.

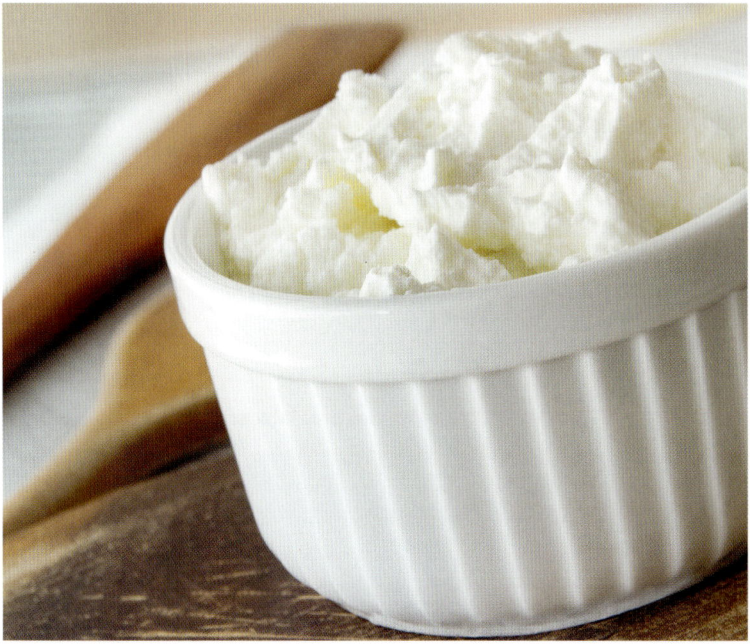

Quark hat besondere Qualitäten.

Quark (Topfen) mit Weihrauchöl entzieht Wärme

Quarkwickel sind ein altbekanntes Hausmittel, und mit seiner entzündungshemmenden, abschwellenden und kühlenden Wirkung kann Quark bei vielen Beschwerden helfen, auch bei Akutzuständen der entzündeten Schilddrüse.

Weihrauch beinhaltet die entzündungshemmenden, schmerzlindernden, abschwellenden und antibiotisch wirksamen Boswelliasäuren. Zusätzlich weist er auch immunsuppressive Eigenschaften auf und wirkt bei Hashimoto-Thyreoiditis und Morbus Basedow mit hoher Autoimmunaktivität heilsam.

Nehmen Sie keinen fettreduzierten Quark, und versuchen Sie, möglichst unverfälschten Quark von glücklichen Kühen zu bekommen. Ein Demeter-Bauernhof oder ein Biobauernhof, vorzugsweise in den Alpen, ist ein guter Lieferant für Quark.

Sie brauchen für diesen Wickel

- Weihrauchöl
- Quark

Anleitung

1. Vermischen Sie einen Teelöffel Weihrauchöl mit drei Esslöffeln Quark.
2. Streichen Sie die Mischung direkt auf die Haut über der Schilddrüse.
3. Decken Sie anschließend alles mit einer Folie ab, binden ein Tuch darüber und lassen den Wickel über 30 Minuten einwirken, bis der Quark trocken geworden ist.

Gut zu wissen

Noch einfacher wird die Anwendung eines Wickels, wenn man ein Halswickelset verwendet: Einfach die Mischung in die Lasche des Halswickelsets füllen, direkt auf den Hals auflegen, Krause darüberlegen, umbinden, fertig. Bezugsquellen finden Sie im Anhang dieses Buches auf Seite 91.

Sanddornöl mit DMSO wirkt zellerneuernd

Sanddornöl wird aus den Beeren des Sanddorns zubereitet. Es ist reich an Antioxidantien, Vitamin B, C und E und an ungesättigten Fettsäuren und verfügt über einen hohen Gehalt an Eisen und Mangan. Sanddornöl wirkt entzündungshemmend und zellerneuernd. Wenn man es mit einer Dimethylsulfoxidcreme vermischt, potenziert sich die Wirkung. Dimethylsulfoxid [DMSO] ist ein organisches Lösungsmittel, das selbst über eine entzündungshemmende, gefäßerweiternde und antimikrobielle Wirkung verfügt. DMSO-Creme 50% von Hecht Pharma ist für die Mischung gut geeignet.

Sie brauchen für diesen Wickel

- Sanddornöl
- DMSO

Anleitung

1. Verrühren Sie eine Erbsgröße der Creme mit 1 Esslöffel Sanddornöl.
2. Streichen Sie die homogene Mischung auf einen Tupfer und legen Sie diesen direkt auf die Haut.
3. Zum Schluss legen Sie das Tuch des Halswickelsets darüber und binden die Halskrause fest. Der Wickel wird 30 Minuten lang belassen.

Kolostrum ist schützende und wärmende Arznei

Kolostrum ist die erste Milch, die eine Mutter ausbildet, wenn sie gerade ein Kind geboren hat. Deshalb gibt es so viele verschiedene Formen von Kolostrum, wie es Säugetierarten gibt. Kolostrum ist reich an Mineralien, an Eiweiß und an Vitalstoffen. Der Naturheilkundler wird sich aber nicht damit zufriedengeben, Kolostrum nur als Nahrungsergänzungsmittel zu sehen. Er erkennt im Kolostrum Information in geballter Form, die einem verunsicherten Neugeborenen von seiner Mutter geschenkt wird. Information, die Selbstvertrauen schafft. Die Kuh möchte über das Milcheiweiß Informationen weitergeben über das Leben da draußen, außerhalb der schützenden Gebärmutter. Die Milch hilft dem Kalb also gleichsam dabei, im Leben zu stehen.

Kolostrum der Kuh oder eines anderen Säugetiers wird durch diese Zusammenhänge zu einer interessanten Arznei für Menschen, die an der Entzündung einer Hormondrüse leiden. Dies zunächst, weil Hormondrüsen damit beschäftigt sind, den Körper zu wärmen. Dies gilt vor allem für die Schilddrüse, die das wärmende, aktivierende Jod für die Körperzellen lesbar macht. Wenn sie sich entzündet, muss sie gekühlt werden. Dazu kann man Eis oder Wasser oder eben Milch nehmen.

Außerdem braucht der an einer Hashimoto erkrankte Mensch Sicherheit und Schutz, denn die entzündete Schilddrüse führt zu Ängsten bis hin zur Panik und dauerhaften Verunsicherung. Nichts hilft hier besser als die schützende und nährende Muttermilch. Deshalb ist Kolostrum eine starke Hilfe bei Hashimoto – und auch bei Morbus Basedow, denn beide sind entzündliche Autoimmunerkrankungen – und kann in Form eines Wickels angewandt große Heilwirkungen erzeugen. Kolostrum der Kuh ist ohne große Probleme zu bekommen und auch noch relativ erschwinglich. Das Internet bietet hier diverse Möglichkeiten, oft ist aber eine Stichprobe vor Ort notwendig, um zu sehen, ob man wirklich das bekommt, was man bestellt hat. Kolostrum eines anderen Säugetieres kann reizvoll sein, wenn Sie sich beispielsweise statt mit einer Kuh eher mit einem Pferd oder einem

Schaf oder einer Ziege, einer Katze oder einem Hund identifizieren können. Diese Tiere unterscheiden sich im Wesen, und wenn ein Säugetier in seiner Art besonders gut zu Ihnen passt, können Sie durchaus versuchen, Kolostrum dieses Tieres zu bekommen.

Sie brauchen für diesen Wickel

- Kolostrum Ihrer Wahl
- Tupfer
- Löffel

Anleitung

Benetzen Sie einen Tupfer mit einem Esslöffel Kolostrum und geben diesen direkt auf die Schilddrüse.

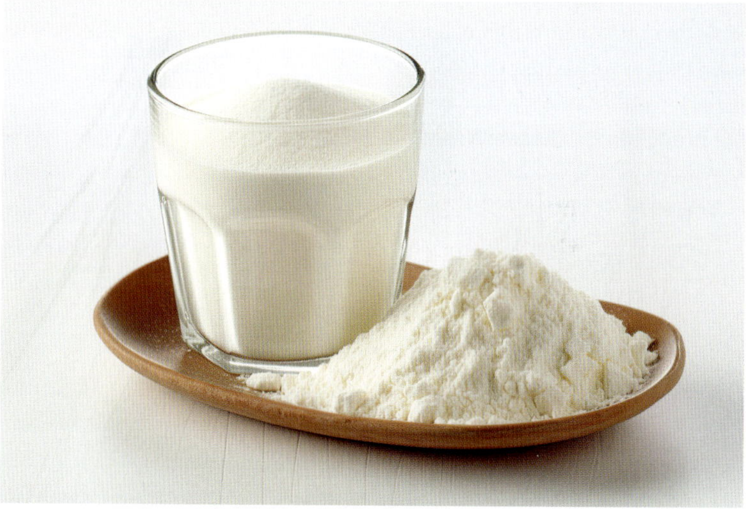

Muttermilch ist ein wertvoller Informationsträger.

Heilerde fördert die Haltestruktur der Schilddrüse

Löss-, Lehm-, Moor- und Tonerden werden seit vielen Jahrhunderten zu Heilzwecken verwendet. Wenn Sie heute Heilerde in der Apotheke kaufen, bekommen Sie ein Pulver, das aus eiszeitlichen Lössablagerungen gewonnen wird. Wahrscheinlich war der Beginn der Therapie die Beobachtung, dass manche fast oder vollständig unbehaarte Tiere – in eindrucksvoller Weise Schweine und Elefanten – ihre Haut gerne durch Suhlen oder durch das Aufbringen von Erde mit dem Rüssel pflegen. Auch der Mensch ist nahezu unbehaart und kann viele Formen von Ekzemen und Akne auf ähnliche Weise mit Erde behandeln.

Dadurch, dass die Schilddrüse direkt unter der Haut liegt, lindert Heilerde auch Entzündungen dieser Drüse und kann durch ihre Mineralien die Haltestrukturen der Schilddrüse festigen.

Welche Form der Heilerde Sie bevorzugen, bleibt Ihnen überlassen. Bolus alba, die weiße Heilerde, hat eine feuchte Signatur und kann am ehesten die Schilddrüse vor Austrocknung schützen, ist also angezeigt besonders in Fällen, in denen es bei einer Schilddrüsenentzündung bereits Narben oder andere Verhärtungen gibt.

Sie brauchen für diesen Wickel

- Heilerde
- Wasser
- Tuch

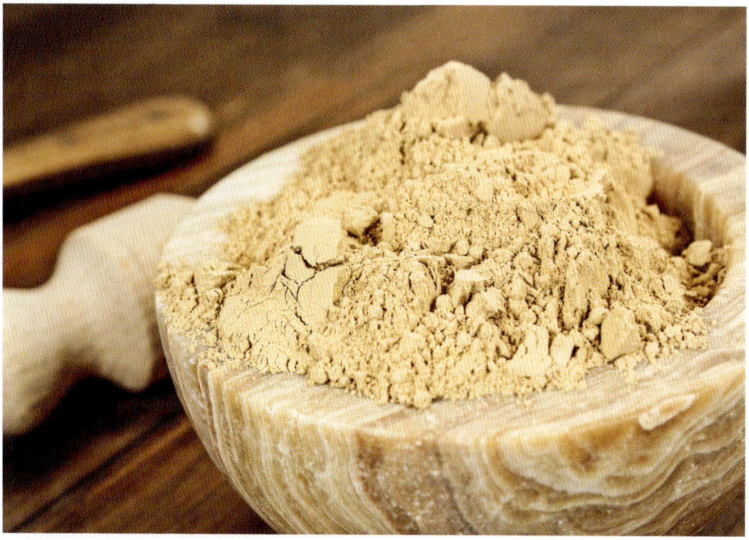

Welche Form der Heilerde Sie verwenden, können Sie selbst entscheiden.

Anleitung

1. Rühren Sie eine kleine Menge Heilerde mit Wasser an.
2. Geben Sie die Mischung auf ein Tuch und legen Sie dieses an der Schilddrüse an.
3. Wickeln Sie ein weiteres Tuch darüber, mit dem Sie den Wickel festbinden.
4. Belassen Sie den Heilerdewickel über Nacht.

Ingwer weitet vernarbtes Gewebe

Ingwer enthält Scharfstoffe wie Gingerol, die die Durchblutung erhöhen und wärmen. Für das vernarbte Gewebe einer Schilddrüse aus dem Gleichgewicht kann ein Ingwerwickel daher sehr sinnvoll sein.

Sie brauchen für diesen Wickel

- Ingwerwurzel
- Wickelset

Anleitung

1. Schneiden Sie 1–2 Millimeter dicke Scheiben von einer Ingwerwurzel ab.
2. Legen Sie diese in einer Schicht auf die Haut über den Schilddrüsenlappen.

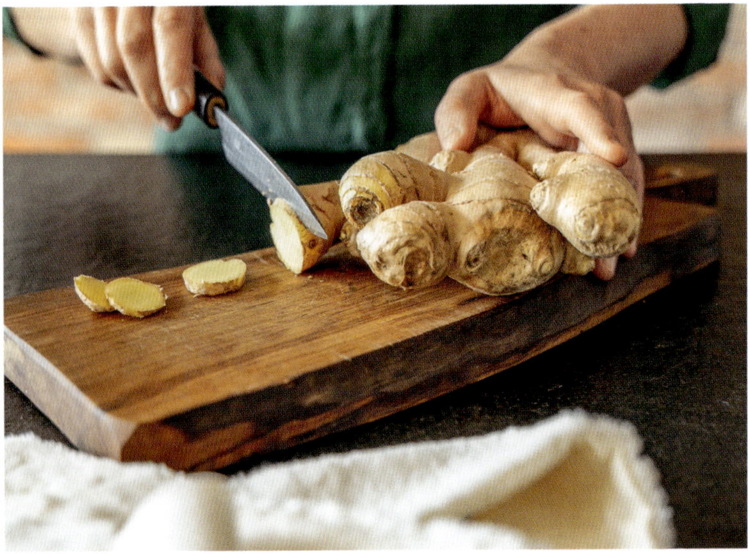

Ingwerwickel lösen relativ schnell eine wohltuende Wärmeentwicklung aus.

3. Legen Sie das Tuch des Halswickelsets darüber und machen Sie den Wickel mit der Halskrause fest.
4. Die Haut und Unterhaut über der Schilddrüse zeigt innerhalb weniger Minuten eine deutliche Wärmeentwicklung. Belassen Sie den Wickel so lange, wie es angenehm ist, ansonsten 20 Minuten.

Diese Anwendung eignet sich für die nach einer Entzündung vernarbte Schilddrüse. Das Gewebe wird durch die Ingwerwickel weicher, und auch ein schleichender Entzündungsprozess kann von der Mehrdurchblutung bei der Anwendung dieses Wickels profitieren.

Gelée royale mit Iod aktiviert

Für Erstarrungsknoten, für Menschen mit Unterfunktion der Schilddrüse oder für solche, die nach der hitzigen und ängstlichen Periode einer akuten Hashimoto aufgrund einer kleinen harten Drüse in der Verknotungsphase und der Unterfunktion gelandet sind, brauchen wir eine aktivierende Arznei, die uns von der Fülle des Lebens und der Reichhaltigkeit der Empfindungen spricht. Wir finden diese Arznei im Gelée royale, jenem Leckerbissen, der einer Bienenkönigin gereicht wird. Gelée royale stellt eine feine Auslese dessen dar, was Blumen den Bienen als Gegenleistung dafür anbieten, dass diese ihre Blütenpollen verteilen. Blüten verkörpern das Element Luft, das Leben schlechthin, das Feuchte und Warme, die Lebenslust, den Frühling, die Jugend. Und eine Auslese dieser Blütenfrüchte wird deshalb zur starken Arznei für Menschen, die durch eine kranke und verhärtete

Schilddrüse keinen Zugang mehr zu ihren Gefühlen und zur Lebensfreude finden können.

Wir kombinieren diese Arznei mit Iod in Form der 5%igen Lugol'schen Lösung, die man rezeptfrei im Internet bestellen und die gegen Rezept auch von ausgesuchten Apotheken bezogen werden kann. Wir verrühren fünf Tropfen der Lugol'schen Lösung mit einem Esslöffel Gelée royale und streichen die Mischung dann beidseits der Mittellinie direkt auf die Haut über den Schilddrüsenlappen. Liegen spürbare Verhärtungen der Schilddrüse vor, konzentrieren wir die Mischung über dieser Struktur.

Wenden Sie Gelée royale mit Iod bei harter Schilddrüse an zur Aufweichung des Gewebes.

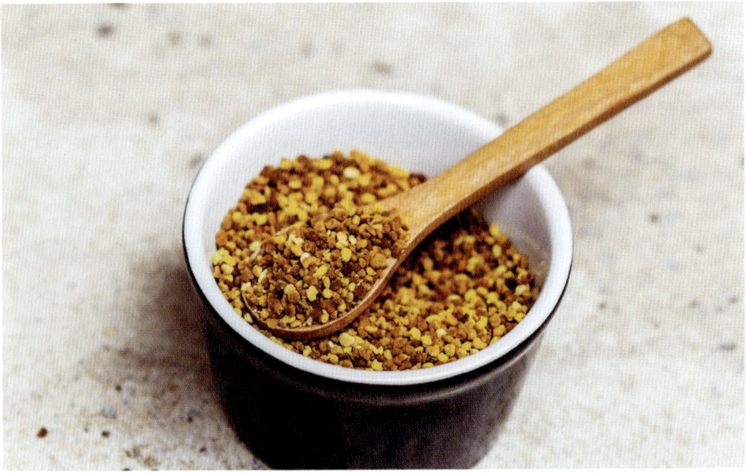

Gelée royale ist eine aktivierende Arznei.

Bienenwachs mit Chiliöl

Bienenwachs ist die preisgünstige Variante einer Behandlung mit Gelée royale. Sein angenehmer und intensiver Duft entsteht dadurch, dass ihm jede Menge Honig und Blütenpollen anhängen. Man kann warmes, weiches Bienenwachs direkt über der Schilddrüse in die Haut einstreichen und dadurch eine große Tiefenwirkung erreichen. Es gibt auch Bienenwachswickel in der Apotheke zu kaufen. Sie erwärmen sich durch den Kontakt mit der Haut und werden über Nacht getragen. Die preisgünstige Variante sind Bienenwachsplättchen aus dem Bastelladen, wie man sie zu Bienenwachskerzen rollt. Davon einen Streifen abschneiden, über die Schilddrüse legen, mit einem Tuch festwickeln und über Nacht belassen.

Die Wirkung dieses Wickels erhöht sich, wenn man den Bienenwachsstreifen in Chiliöl einlegt und im Wasserbad erwärmt. Natives Olivenöl mit Chili kann man preisgünstig im Supermarkt bekommen.

Diese Behandlung ist geeignet für chronische Formen der Hashimoto-Thyreoiditis, bei verschiedenen Fällen der Schilddrüsenunterfunktion und besonders bei großen Knotenstrumen, also in Schilddrüsen, die mit derben Knoten durchsetzt und vergrößert sind.

Spezielle **Massage-techniken** bei Schilddrüsen-knoten

Im folgenden Kapitel wird kurz auf verschiedene häufigere Knoten der Schilddrüse eingegangen. Welche Massage für Sie bei Ihren individuellen Beschwerden die geeignetste ist, entscheiden Sie am besten aufgrund der Erkrankung, an der Sie leiden. Sprechen Sie dazu auch mit dem behandelnden Arzt und ziehen Sie die Untersuchungsberichte zu Rate.

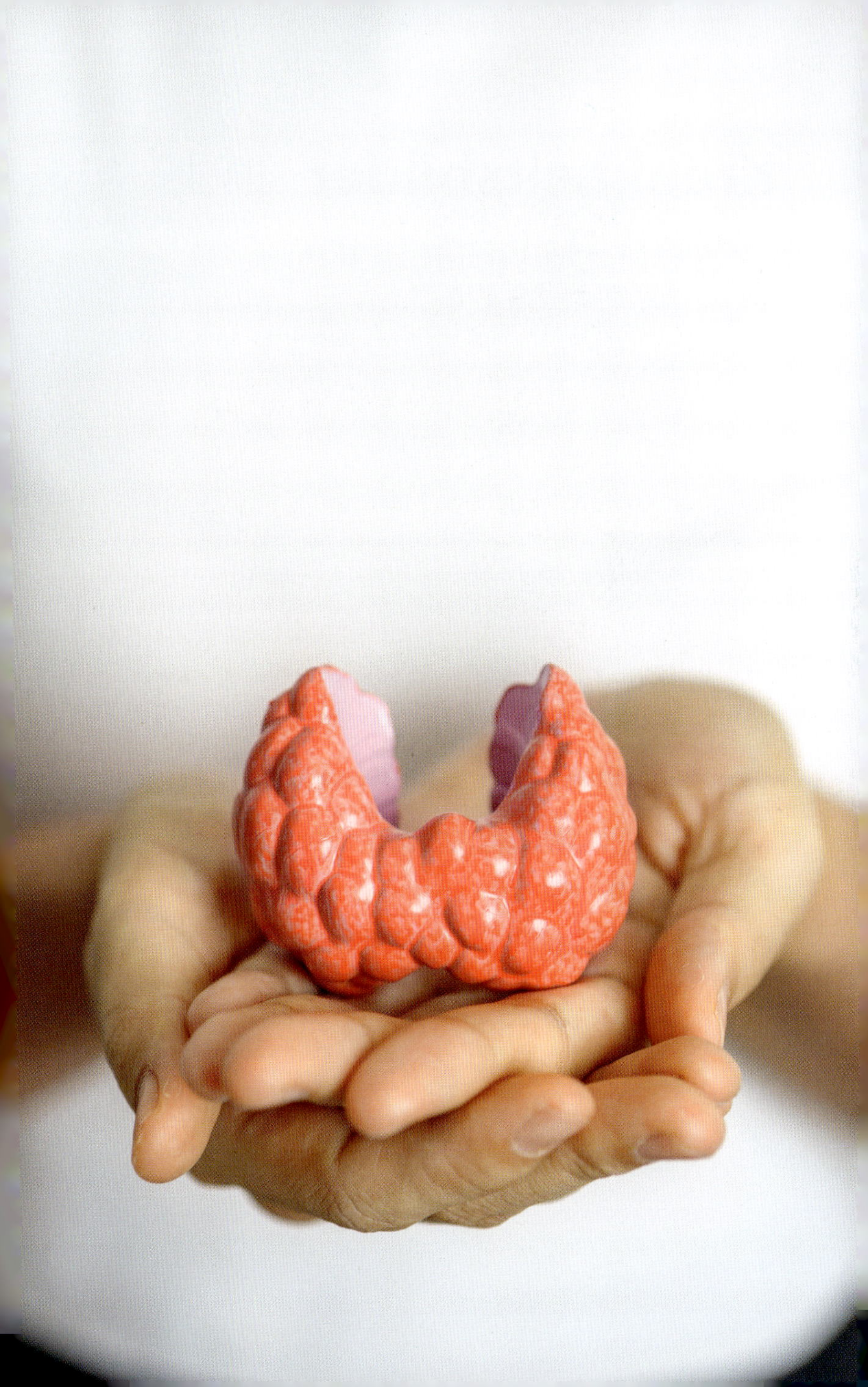

Krankheitsbilder und deren Behandlung

Für jeden Knoten die richtige Massage

Grundsätzlich ist die Schilddrüsenmassage für jede knotig veränderte Schilddrüse geeignet, denn durch den Druck der Finger soll der Schilddrüse der Impuls gegeben werden, Knoten, die sie gebildet hat, wieder aufzulösen. Diese »Knoten« aber können höchst unterschiedlich ausfallen. Manche sind weich und drohen entzündlich zu zerfallen, andere wiederum sind hart wie Stein, und das sprichwörtlich: nämlich so stark verkalkt, dass man nicht mehr von einem Teil der Schilddrüse, sondern von einer Einlagerung, einem Schilddrüsenstein, sprechen muss. Eines der folgenden drei Zustandsbilder wird vermutlich bei Ihnen vorliegen: Erstarrungsknoten, Verletzungsknoten oder Leistungsknoten.

Heiße und kalte **Knoten**

Bei Knotenbildungen an der Schilddrüse lassen sich zwei Arten unterscheiden: **Heiße** und **kalte Knoten**. Heiße Knoten produzieren und speichern vermehrt Schilddrüsenhormone, was zu einer Hyperthyreose führend kann, während kalte Knoten nur selten bösartige Verhärtungen und Verknotungen des Schilddrüsengewebes darstellen.

Der **Erstarrungsknoten**

Der Erstarrungsknoten, landläufig auch als Jodmangelknoten bezeichnet, war früher für einen Großteil der Schilddrüsenvergrößerungen verantwortlich. Jodmangel führt zu Verhärtungen und Verfestigungen von Drüsengewebe. Herdförmige Entzündungen, die das Schilddrüsengewebe befallen haben, führen in diesen Fällen zu narbig-verfestigten Strukturen, die wir Erstarrungsknoten nennen. Er besteht aus straffem Bindegewebe, wächst sehr langsam und kann im Laufe der Jahre sehr groß werden, ohne sich besonders bemerkbar zu machen. Ist er aber erst einmal da, verschwindet er auch nicht mehr so einfach. Der Erstarrungsknoten ruft keine dramatischen Schilddrüsenfunktionsstörungen hervor – und wenn, dann tritt er vorzugsweise in Verbindung mit einer Unterfunktion auf. Menschen mit Erstarrungsknoten befinden sich häufig in einer Phase der stillen Resignation oder in einer Lebensphase, in der äußere Umstände so widrig sind, dass sie sich innerlich gleichsam »verknoten« und dadurch auch körperliche Knoten ausbilden.

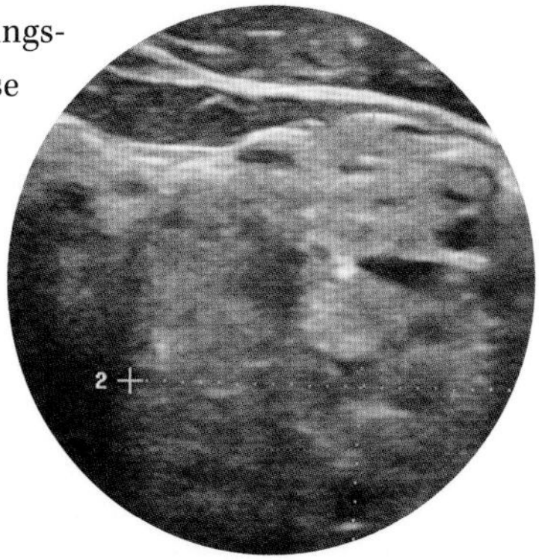

Hier zeigt sich ein typischer bindegewebig-dichter Erstarrungsknoten von rundlicher Form, gut abgegrenzt gegen die Umgebung.

Der klassische Fall ist ein Mensch, der sich um kranke Angehörige kümmern muss und dem sonst im Leben nur mehr der Haushalt bleibt. Die Kinder sind aus dem Haus und damit auch die Freude, die sie geschenkt haben. Pflicht und die Beschäftigung mit Krankheit und Tod führen dazu, dass sich das sinnliche, fühlende Organ Schilddrüse zunehmend verhärtet, da das Leben nicht die emotionalen Impulse liefert, die dieses Organ braucht. Selbst der klassische Jodmangelknoten, der früher aufgrund des mangelnden Jodgehalts der Gebirgsquellen bei vielen Gebirgsbewohnern auftrat, bildete sich in einer Gegend aus, die dem Menschen nur ein karges, hartes Leben bot, und so hart wie diese Existenz wurde dann im Laufe der Jahre bei vielen auch die Schilddrüse.

So massieren Sie den Erstarrungsknoten

Wie sieht die Massagebehandlung dieses Zustandsbildes aus? Die Massage muss ebenfalls »hart«, nämlich hartnäckig und konsequent über längere Zeiträume durchgeführt werden, um diese widerständigen, von Bindegewebe durchzogenen Knoten wieder ganz aufzulösen, sodass man wieder ein freieres, leichteres Leben führen, die anstehenden Herausforderungen meistern und seelisch gesund werden und wachsen kann. Dabei kommt wieder die Bürstenmassage ins Spiel, da diese viel besser als die Finger oder Hände eine reflektorische Tiefenwirkung entfaltet und Druck- und Scherkräfte auf erkrankte Strukturen ausüben kann – eine Anleitung finden Sie auf Seite 22.

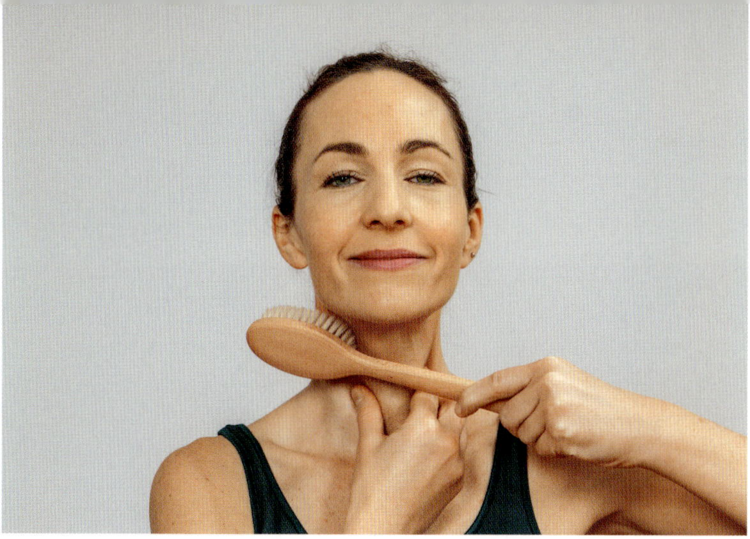

Die Bürstenmassage ist ideal für die Behandlung eines Erstarrungsknotens.

Weitere Unterstützungsmaßnahmen

Anschließend sollten Sie die Massage mit einem **durchblutungsfördernden, regenerierenden Öl** nochmals wiederholen und die Z-förmige Bewegung dabei 10 Mal auf jeder Seite durchführen. Sie können auch zusätzlich großflächig die Hand auflegen und von der Mittellinie ausgehend nach außen streichen.

Für die Massage bei Verhärtungsknoten gut geeignet ist **Aprikosenöl**, das seit Jahrtausenden aus Aprikosenkernen gewonnen wird und ein angenehm nach Marzipan duftendes Öl liefert, das in der Dermatologie aufgrund seines hohen Gamma-Tocopherol-Gehaltes vor allem bei trockener, spröder und rissiger Haut eingesetzt wird. Es aktiviert den Hautstoffwechsel, und da es den Wassergehalt erhöht, bringt es die Haut zum Leuchten. Die Tiefenwirkung auf die Schilddrüse ist die gleiche: aktivierend, die Durchblutung anregend. Die Schilddrüse wird geschmeidiger und weicher.

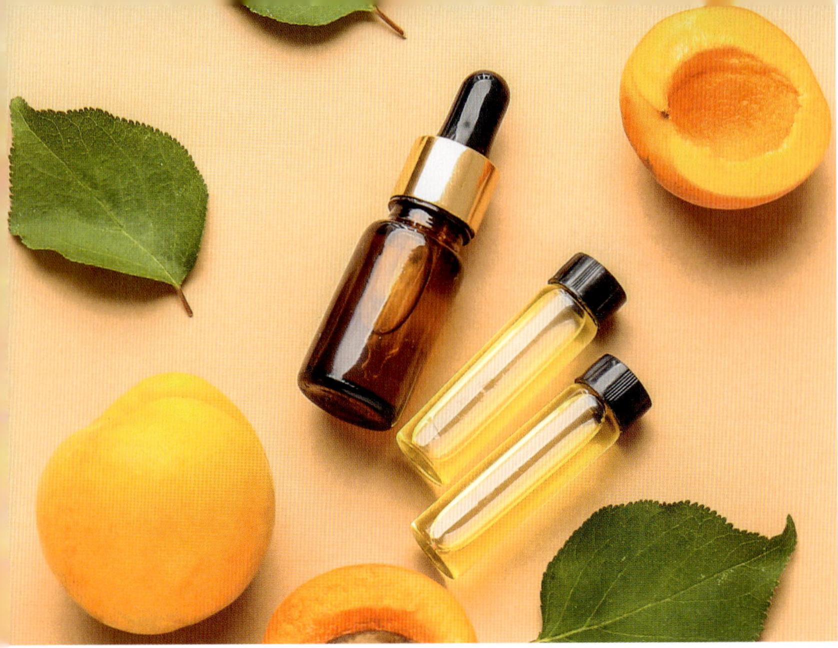

Aprikosenöl aktiviert den Hautstoffwechsel.

Ähnlich geeignet sind außerdem Rapsöl, Schwarzkümmelöl, Sojaöl, Sonnenblumenöl und Traubenkernöl. Sehr häufig verordne ich auch Rosenöl. Vor der Massage, aber auch danach können Sie **warme, fast heiße Anwendungen auf den Hals über der Schilddrüse aufbringen**, beispielsweise ein in der Mikrowelle erwärmtes Kirschkernkissen, das noch einmal mit einem Handtuch umwickelt und dann vorne auf den Hals aufgelegt wird. So kann die Wärme tiefer eindringen, ohne die Haut zu verletzen. Verbrennungen der Haut sind in jedem Fall zu vermeiden.

Wickel beim **Erstarrungsknoten**

Auch warme Wickel und Auflagen können bei Erstarrungsknoten hilfreich sein:

Ein **Wickel mit einer Lösung aus jodiertem Speisesalz** entfaltet eine gute Wirkung. Geben Sie dazu einen Esslöffel Salz in einen halben Liter warmes Wasser, tauchen ein Tuch hinein, falten dieses und legen es über die Schilddrüse. Dann stellen Sie eine Rotlichtlampe einen halben Meter von sich entfernt auf Halshöhe auf und schalten sie ein. Die Wärmeentwicklung erfasst das feuchte Tuch, das sich davon angenehm wärmen soll. Sie müssen die Hitzewirkung gut dosieren, da Sie das Gesicht und die empfindliche Haut des Halses schützen sollten.

Gelingt es Ihnen, die Schilddrüse mit einer gefühlvollen Anwendung spürbar aufzuwärmen, können Sie innerhalb von Tagen in Kombination mit der Aprikosenölmassage bei der Behandlung harter Knoten große Fortschritte machen. Trinken Sie außerdem während der Wärmebehandlung reichlich gutes Quellwasser, damit Sie innerlich nicht austrocknen.

Für den besonderen Wohlfühlfaktor und als »special treat« eignet sich ein **Wickel mit Gelée royale**. Geben Sie dazu einmal wöchentlich abends zehn Gramm des Gelée royale auf ein Tuch, legen Sie dieses direkt über die Schilddrüse und wickeln Sie ein weiteres Tuch darüber. Belassen Sie den Wickel die ganze Nacht über und lassen Sie das Gelée royale einziehen. Am nächsten Morgen mit Wasser abwaschen. Diese Behandlung führen Sie über drei Monate durch. Als preisgünstige Alternative können Sie für diese Behandlung auch Bienenwachs verwenden – vgl. dazu Seite 55.

Sich mit Klangschalen einstimmen

Eines der ersten Anzeichen der Erkrankung von Menschen, die harte Schilddrüsenknoten entwickeln, ist der Verlust hoher Töne beim Singen. Denn auch die Stimmbänder verdicken sich bei Unterfunktionsneigung durch die »Blockierung des Hals-Chakras«, wie das die Inder nennen. Um den harten Knoten aufzulösen, sollte dieser blockierte Energiewirbel wieder befreit werden. Durch Massage, durch Wärme – und durch Klang. Kleine Klangschalen mit hohem Ton sind hierfür perfekt geeignet, wenn Sie selbst noch nicht singen wollen oder können. Nach der Schilddrüsenmassage und dem Anlegen eines geeigneten Wickels bietet sich daher an, fünf Minuten Stimmübungen anzuschließen. Klangschalen für das Hals-Chakra bekommen Sie frequenzgenau zugeordnet über das Internet (siehe Anhang). Stellen Sie die Klangschale auf die Brust und schlagen Sie die Schale in kurzen Abständen an, um einen möglichst großen Teil der intensiven Schwingung in die Schilddrüse eindringen zu lassen.

Die **passende** Klangschale wählen

Bei der Auswahl der Klangschale sollten Sie idealerweise solche berücksichtigen, die D als Grundton oder Oberton beinhalten. Dieser Ton markiert den Übergang von der Bruststimme zur Kopfstimme – ein Übergang, der energetisch im Bereich der Schilddrüse liegt. Beim Singen ist es jener, der am ehesten brüchig wird. Ihn zu trainieren, sodass er klar und klangvoll zutage tritt, ist eine heilsame Maßnahme für die Schilddrüse.

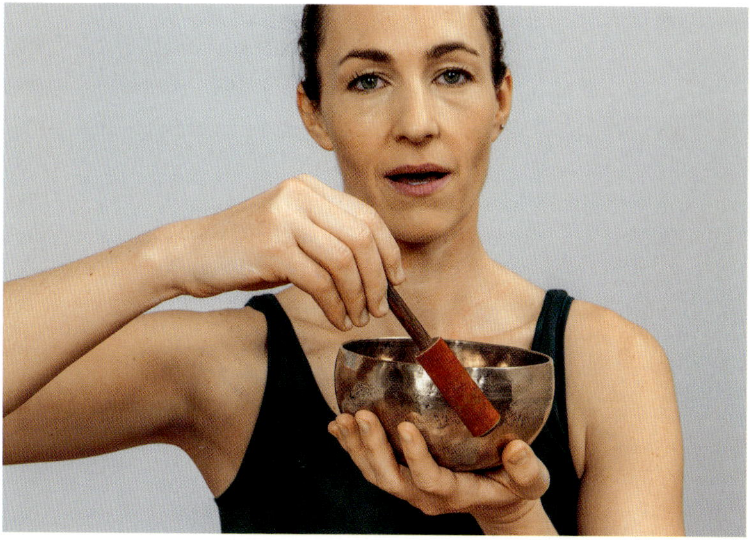

Klangwellen können das Hals-Chakra stimulieren und blockierte Energiewirbel befreien.

Wenn Sie die Klangschale anreiben und den Ton mit Ihrer Stimme zu treffen versuchen, überlagern sich die Frequenzen der Schale und der eigenen Stimme zu einer Vibration, die das Schilddrüsengewebe in Schwingung versetzt. Das ist besonders dann der Fall, wenn der Ton mit einem Surren versetzt wird. Langanhaltendes Singen und Surren erhöht durch die verlängerte Ausatmung den Parasympathicotonus, und durch Erhöhung des CO_2-Gehalts im Blut entsteht zusätzlich eine Muskelentspannung. Neben dem Antönen eines eingestrichenen D kann man auch die Grundtöne und Obertöne der Klangschale ansteigend oder abfallend erklingen lassen – ein Effekt, der das Oben mit dem Unten verbindet und damit Bezüge mit Nebennieren und Geschlechtsdrüsen schafft. Eierstöcke und Hoden werden mit dem Anklingen des großen D erreicht, während die Nebennieren gut auf das große G reagieren. Auch zu den Steuerdrüsen des Kopfes kann man mit dem Anstimmen eines eingestrichenen G klangliche Bezüge aufnehmen.

Erfolge kontrollieren

Woher wissen Sie, ob Sie mit der Massage Erfolg gehabt haben? Beim Erstarrungsknoten ist das relativ einfach. Vor der ersten Massage messen Sie mit einem Messband den Halsumfang, möglichst direkt über der Schilddrüse. Wenn Sie an der gleichen Stelle wöchentlich Maß nehmen, werden Sie Ihren Erfolg schnell in Millimetern überprüfen und objektivieren können. Hilfreich ist auch eine Messung der Schilddrüsenknoten durch den Hausarzt mittels Ultraschall, im Abstand von vier Wochen. Diese Kontrolle erlaubt Ihnen eine Kontrolle Ihrer eigenen Messversuche.

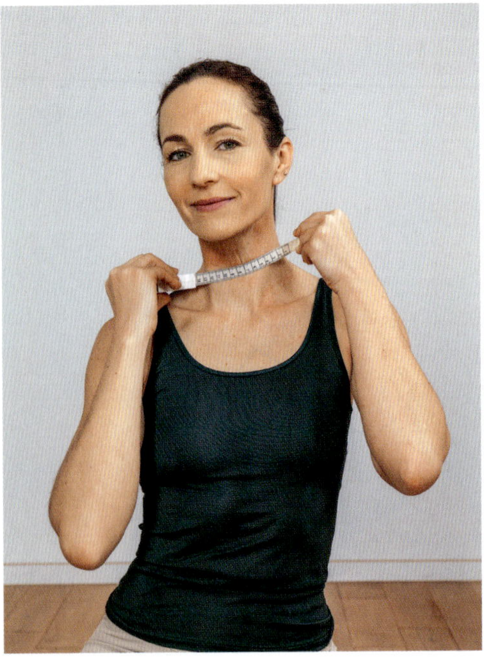

Messen Sie nach der Behandlung öfter mal den Halsumfang.

Fallbeispiel

Ein 65-jähriger Mann klagt über beharrliche Verspannungen im Nacken. Beim Ultraschall der Schilddrüse findet man diesen harten, gut abgegrenzten, bindegewebigen, teilweise verkalkten Knoten [siehe Abb.]. Der Patient beginnt mit der täglichen Massage mit Aprikosenöl. Zusätzlich wird mehrmals im Laufe eines halben Jahres eine Massage der Nackenmuskulatur fortgesetzt, die er schon seit langer Zeit immer wieder wegen migräneartiger Beschwerden von seinem Masseur durchführen lässt.

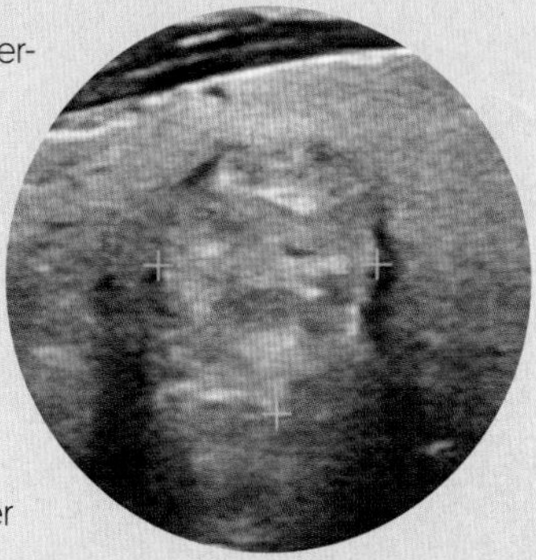

Der harte, gut abgegrenzte bindegewebige Knoten ist gut erkennbar.

Ein halbes Jahr später sieht die Schilddrüse im Ultraschall nahezu normal aus. Das Gewebe sieht nun fast genauso aus wie das übrige Schilddrüsengewebe. Die Kopfschmerzen sind verschwunden, obwohl der Patient schon seit zwei Monaten keine Behandlung mehr beim Masseur in Anspruch genommen hat, sondern sich auf die abendliche Schilddrüsenmassage beschränkt. Stattdessen: Die festen Knotenanteile haben sich weitgehend gelöst. Der Druck, der zur Verspannung und Schmerzen geführt hat, besteht nicht mehr.

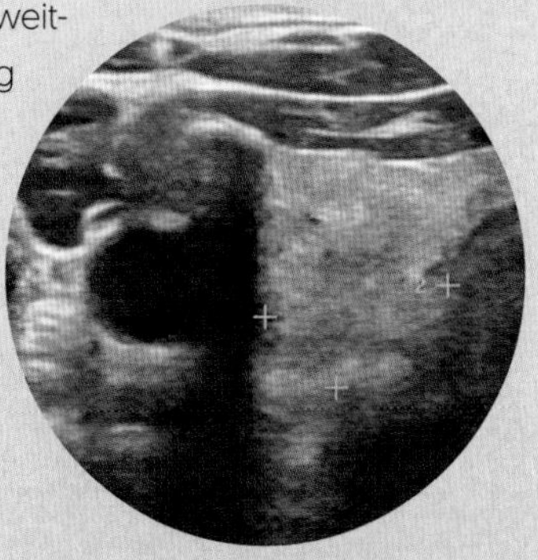

Man kann im quer getroffenen rechten Schilddrüsenlappen noch andeutungsweise den Knoten erkennen, der sich im Längsschnitt gar nicht mehr abgrenzen lässt.

Der **Verletzungsknoten** [Hashimoto-Thyreoiditis]

Der sog. Verletzungsknoten, die wohl häufigste Form eines Schilddrüsen-»Knotens«, ist eine Struktur, die sich im Ultraschallbild dunkel und weich darstellt und in Verbindung mit Entzündungsprozessen auftritt. Eigentlich handelt es sich dabei um das Gegenteil eines Knotens, nämlich um eine Auflockerung, eine Zone verminderter Gewebedichte. Wir finden dieses Phänomen häufig nach viralen Infektionen, die in die Schilddrüse mit eingedrungen sind, und bei Fällen einer Hashimoto-Thyreoiditis, deren Autoimmunprozess durch eine virale Infektion getriggert wurde. Die dunkle Auflockerungszone entsteht durch den drohenden Zerfall eines oder mehrerer Schilddrüsenläppchen im Rahmen des Entzündungsprozesses. In der extremen Form stirbt das gesamte Gewebe ab, und es verbleibt dann ein mit Flüssigkeit gefülltes Säckchen, das man Zyste nennt. Häufiger aber kommen dunkle »Knoten« verminderter Dichte vor.

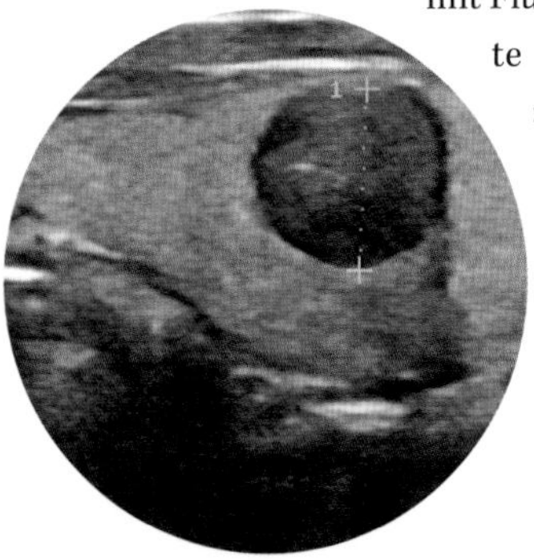

Verletzungsknoten sind dunkel und eher unscharf begrenzt durch Einlagerung von Entzündungsflüssigkeit.

Entzündungsfaktoren senken

Anders als beim Erstarrungsknoten weist der Verletzungsknoten nur sehr geringe narbige Verdichtungen auf. Ein Großteil des Gewebes ist aufgelockert, und in vielen Fällen bestehen noch laufende entzündliche Vorgänge, die das Gewebe zusätzlich aufgeweicht haben. In extremen Fällen ist ein »Brei« ohne feste Strukturen entstanden, der mit Fresszellen abgeräumt werden kann, sodass nur eine innere Höhe bleibt, die evtl. später narbig verfüllt wird, sofern sich nichtverbleibende Drüsenzellen wieder vermehren und neues, aktives Schilddrüsengewebe bilden. Letzteres ist hoffnungsvoll, denn die Neubildung von Gewebe erschließt die Möglichkeit, wieder mehr Hormone zu bilden und mit diesen das Hormonsystem zu unterstützen und zu harmonisieren. Unglücklicherweise neigt die Schulmedizin diagnostisch dazu, diese Zonen zu problematisieren. In einer Szintigrafie erscheinen sie warm oder heiß und werden als »Autonomien« bezeichnet mit der Erwartung, dass sie einmal eine Überfunktion auslösen könnten. Oder eine MIBI-Szintigrafie weist eine Wachstumsfreudigkeit nach, die wir als Hinweis auf Tumorzellen nehmen, worauf häufig eine Operationsindikation ausgesprochen wird.

Tatsächlich aber wollen wir diese Prozesse zulassen und ermöglichen, und die Lokaltherapie stellt sich der Aufgabe, Entzündungsprozesse herunterzuregulieren, indem Entzündungsfaktoren gesenkt sowie durch Mehrdurchblutung Fresszellen angelockt werden, die nicht mehr benötigtes Material auflösen und dessen Abtransport erlauben. Verklebungen narbiger Art müssen reduziert und ihnen vorgebeugt und damit vitalen Zellen Raum und Platz für ihr Wachstum gegeben werden. Wir verhindern hier mit einer Massage und mit Wickeln, dass sich entzündliche Schilddrüsenveränderungen narbig zu Erstarrungsknoten verfestigen. Denn sind Sie erst einmal in der emotionalen Erstarrung der Unterfunktion gelandet, müssen Sie durch die Massage zunächst wieder richtig »aufgeweckt« werden.

Heraus aus der emotionalen Erstarrung

Auf seelischer Ebene dient hier die Massage dazu, die akute energetische Blockade und den dabei bestehenden Gefühlsstau bei aktiver Schilddrüsenentzündung aufzulösen, ohne diesen durch zu starke Reize zu verfestigen. Zu heftiges Massieren kann eine Entzündung eher noch unterhalten oder verstärken. Deshalb ist es wichtig, das richtige Maß der Massage zu erspüren, indem man darauf achtet, welche Gefühle während und nach der Massage vorherrschen. Angstgefühle, Schlafstörungen, Herzklopfen, ein Blutdruckanstieg, das Auftreten von Schmerzen am Hals, Schluckbeschwerden oder ein grippiges Gefühl im Körper sind alles Zeichen dafür, dass man zu heftig vorgegangen ist. Doch: Kein Grund zum Alarm! Jetzt schalten Sie auf die weichere, zarte Technik um, wechseln das Öl und den Gesangsmodus und können nun damit das Übel der Verletztheit richtig an der Wurzel packen. Wie Sie hierbei genau vorgehen, wird im Folgenden beschrieben.

Vor allem aber müssen Sie zarter werden. Und wenn das gelingt, empfinden Sie bereits während der Massage ein angenehmes Wohlgefühl und sind danach in besserer Stimmung. Häufig kommt es auch vor, dass Sie nach der Massage wohlig müde werden und gut schlafen können. In diesem Fall sollten Sie die Massage eher auf die Abendstunden verlegen und als Einschlafmittel verwenden. Besonders das Klangschalensingen mit lang anhaltender Ausatmung während des Singens kann den Muskeltonus so herabsenken und müde machen, dass man es an der Bettkante durchführt, um sich danach gleich hinlegen und einschlafen zu können.

Bei aktiver Entzündung wird die Schilddrüsenmassage zu einer sanften Lebensbegleiterin. Am bedeutsamsten ist sie beim ersten Stadium einer Hashimoto-Thyreoiditis, wo der Entzündungsprozess so stark sein kann, dass im Blut eine Schilddrüsenüberfunktion gemessen wird, man aber auch viele Beschwerden einer bereits beginnenden Schilddrüsenunterfunktion hat. Diese Phase ist emotional sehr kritisch, und Sie fühlen sich emotional kaputt, lustlos und reizbar und ängstlich zugleich.

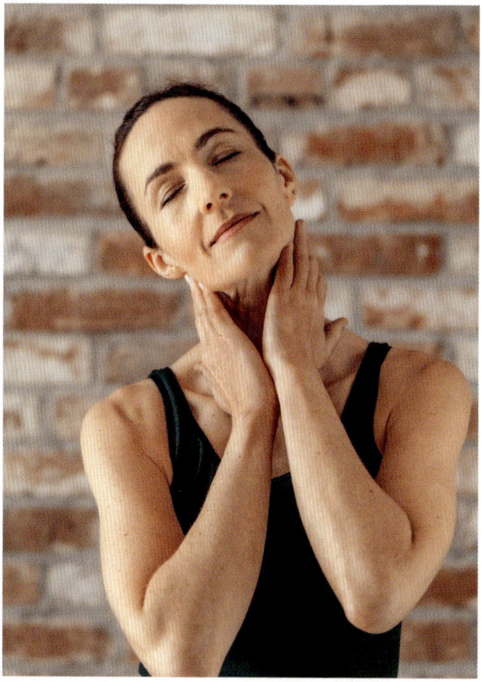

Eine Geste der Zärtlichkeit kann helfen, die energetische Blockade und damit die Entzündung aufzulösen.

Wichtig ist es jetzt, dass Sie darangehen, die Schilddrüse, die Sie aus diesem Tief befreien könnte, wieder in den Körper, in die Seele und den Geist mit aufzunehmen, sie in sich zu integrieren. Nichts eignet sich dafür besser als eine Schilddrüsenmassage, die als Geste der Zärtlichkeit, als Berührung, als neues Sich-Kennenlernen unternommen wird. Bloß keine Grobheiten in dieser sensiblen Phase! Damit können Sie eher noch Schaden anrichten. Also sanft, zart, einschmeichelnd massieren – siehe ab Seite 17.

Das Stadium der Hashimoto eingrenzen

Bevor Sie mit der Massage beginnen, wäre es gut, das Stadium der Hashimoto, in dem Sie sich befinden, diagnostisch einzugrenzen. Ein Schilddrüsenultraschall hilft hier rasch weiter. Hier geht es dann nicht nur um die Frage, ob die Schilddrüse noch da ist und welche Größe sie hat, sondern auch darum, wie stark der Entzündungsprozess zur Abdunklung der Schilddrüse und zur Aufweichung ihrer Grenzlinien führt und inwieweit eine entzündliche Schwellung zu sehen ist. Ja stärker diese Vorgänge dargestellt werden können, desto zarter und zurückhaltender fällt die Massage aus. Auch die Höhe der TPO-Antikörper kann hier zur Orientierung dienen. Liegen Sie über 1000 U/ml, spricht das auch für ein zartes Vorgehen. In Fällen starker Entzündung sind in Einzelfällen auch schon 50.000 U/ml an Antikörpermengen aufgetreten.

Häufiger kommt es vor, dass die TPO-AK deutlich unter 1000 U/ml liegen und dass der Schilddrüsenultraschall schon einen kantigen Umriss der Schilddrüse zeigt mit weniger dunklen Partien, dafür aber schon mehr

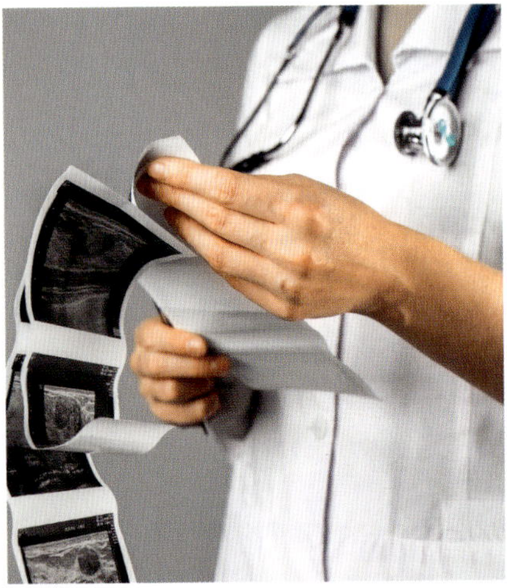

Bei einer Hashimoto sollten Ihre Werte regelmäßig kontrolliert werden, bevor Sie mit der Massage beginnen.

oder minder stark auftretenden Vernarbungsprozessen. In dieser Phase werden Sie feststellen, dass bei der Massage ein Vorgehen gewählt werden kann, das schon eher in die Richtung der Massage eines Erstarrungsknotens geht.

Was kann eine Massage bei Hashimoto überhaupt bewirken? Erst einmal, dass sich Entzündungswasser besser über die Lymphbahnen abbauen kann. Zusätzlich regt Berührung auch die Durchblutung an, wodurch der Körper in die Lage versetzt wird, die Entzündung schneller zu bekämpfen. Andererseits führen Druck und Dehnung durch die Massage möglicherweise zu einer Aufreizung des Gewebes, was sich aber sehr rasch feststellen lässt, weil in diesem Fall bereits kurz nach einer zu starken Massage Beschwerden auftreten: zum Beispiel Druckschmerz an der Schilddrüse, vielleicht sogar eine Schwellung oder deutliche Zeichen einer »Schilddrüsenüberfunktion« – denn zerstörte Zellen verlieren Schilddrüsenhormon, das in vermehrtem Maß in die Blutbahn gerät.

Energie zur Schilddrüse bringen

Für die Schilddrüsenmassage bei der akuten, aktiven Entzündung haben wir den Auftrag, diese zart, streichend, als sanfte Berührung durchzuführen, wie bei einem Kind, das man trösten möchte. Diese Berührung bringt »Energie« an ein krankes Organ und gibt ihm die Botschaft, dass man sich um dieses Organ kümmert, es liebhat und bestrebt ist, es gesunden zu lassen und wieder in den Verband des Körpers aufzunehmen.

So massieren Sie den Verletzungsknoten

Für die sanfte Massage einer Hashimoto oder anderer Entzündungen der Schilddrüse braucht man ein **Öl mit antientzündlicher Wirkung.** Am besten eignet sich **Sanddornöl.** Das wohlriechende Fruchtfleischöl des Sanddorns enthält einen hohen Anteil an Vitamin C, Tocopherol und Carotinoiden. Wegen seines angenehmen Duftes gebe ich Sanddornöl in meiner Praxis schon lange den Vorzug gegenüber anderen klassisch verwendeten Ölen wie Johannisöl oder Arnikaöl, Distelöl, Granatapfelsamenöl, Hagebuttenöl, Kürbiskernöl und Zedernöl. Diese können jedoch alle bei Hashimoto probiert werden, da jedes von ihnen verschiedene Fähigkeiten aufweist, Lebensfreude und Optimismus zu erzeugen. Da Sie das Öl während der Massage deutlich riechen, sollte der Duft Ihnen angenehm sein und auch für die Seele als stärkend empfunden werden. Seien Sie daher ruhig experimentierfreudig und probieren Sie verschiedene Öle aus.

Beim Sanddornöl haben Sie nicht nur die antientzündliche Wirkung des Radikalfängers Vitamin C als Heilimpuls, sondern auch die wärmende Kraft, die von der Sonne kommt. Sanddorn ist eine Wüsten-, Sand- und Strandpflanze, die große Mengen von Sonnenlicht aufnimmt, speichert und in sich verarbeitet. Diese Sonnenkraft ist es, die Verletzungen heilt. Deshalb werden Verletzungen in der Naturheilkunde bevorzugt mit »Sonnenblumen« wie Arnika, Bellis, Calendula, Johanniskraut, Königskerze oder Schöllkraut behandelt, da diese stärker als andere Heilpflanzen Sonne ins Herz bringen und dadurch inneren Frieden schenken können.

Die Massagetechnik ist wie bei der Behandlung des Erstarrungsknotens die Z-förmige Bewegung, allerdings sollten Sie wie bereits oben beschrieben bei einem Verletzungsknoten nur sanft einstreichen. Bei akuter Entzündung hat es große Bedeutung, auch die Gesichtsmassage möglichst miteinzubeziehen. Nachdem man auf beiden Seiten 10 Mal die Z-förmige Bewegung ausgeführt hat, streicht man bewusst seitlich am Hals von der Region unter den Ohren bis hinunter zu den Schlüsselbeinen, um die

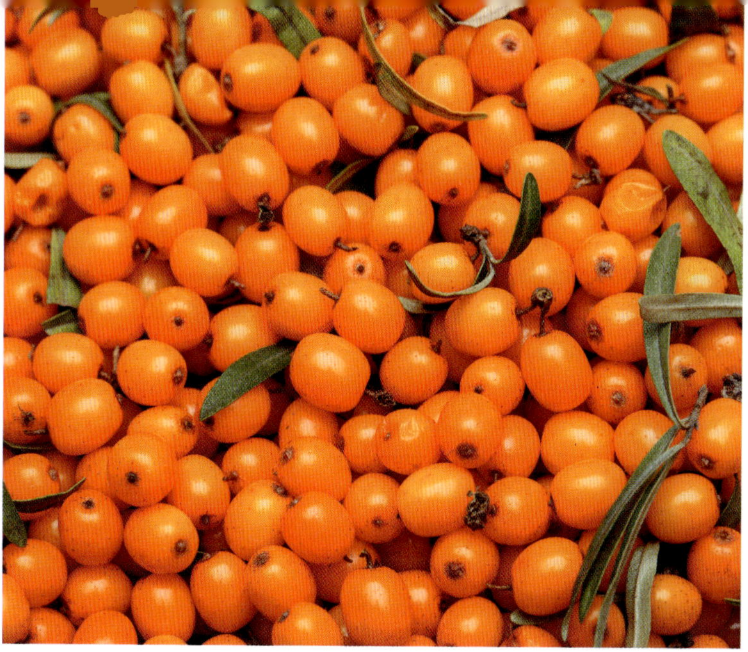

Mit Sanddorn lassen sich Verletzungen mit der Kraft der Sonne heilen.

Lymphbahn zu aktivieren, die in dieser Phase zahlreiche Schlacken abzutransportieren hat.

Virale Entzündungen am Hals – am bekanntesten ist die infektiöse Mononukleose bei Epstein-Barr-Infektion – beziehen stark die Lymphknoten mit ein. Sind diese tastbar, wird man an dieser Stelle mit kreisenden Bewegungen vermehrt Sanddornöl einstreichen, das mit DMSO-Creme vermischt ist. Hierzu wird eine Erbsgröße der Creme mit einem Esslöffel Sanddornöl verrrührt und die Mischung dann über den tastbaren Lymphknoten aufgetragen. Besonders bei der Thyreoiditis de Quervain, einer sehr schmerzhaften Form der Schilddrüsenentzündung, sind die Lymphknoten tastbar und entzündlich so stark aufgeschwollen, dass sie zu zerfallen drohen. Nicht selten findet man in den Monaten nach dem Abklingen dieser Schilddrüsenentzündung im Ultraschall nur mehr sehr kleine, narbig verklebte Lymphknoten. Um das zu verhindern, gilt es hier, am besten zweimal täglich, Sanddornöl mit DMSO aufzutragen.

Weitere Unterstützungsmaßnahmen

Die genannten Maßnahmen gelten in der Naturheilkunde als kühlend, und tatsächlich kann es geschehen, dass man bei akuter Entzündung der Schilddrüse unter einer Massage zu frieren beginnt oder sich fühlt wie bei einem grippalen Infekt. Treten solche Beschwerden auf, ist der Schluss naheliegend, dass zu stark massiert und dabei zu fest gedrückt wurde. Mitunter ruft die zarteste Anwendung so eine Reaktion hervor. Da ist es hilfreich, den Körper vorher in eine **wärmende Decke** zu hüllen, sodass er von innen heraus warm ist. Eine noch intensivere Wirkung hat hier das **ansteigende Fußbad**. Dazu stellt man die nackten Füße in einen Eimer, der mit warmem Wasser gefüllt ist, und gießt nach und nach mit einer Schöpfkelle heißes Wasser hinzu. Über die Füße und Beine steigt jetzt eine intensive Wärme in den Körper, die dann auch der Schilddrüse zugutekommt, die lokal aber eher gekühlt und befeuchtet wird.

Quarkwickel mit **Weihrauchöl**

Zur Unterstützung der Wirkung der Massage können Sie einen **Quarkwickel mit Weihrauchöl** herstellen und auftragen. Dazu geben Sie einen Teelöffel Weihrauchöl in drei Esslöffel Quark, verrühren alles, geben die Mischung in die Lasche des Halswickelsets, legen diese über die Schilddrüse und binden sie mit der Halskrause fest. Sie belassen den Wickel eine halbe Stunde lang.

Nachtwickel bei **Hashimoto-Schub**

Sie tränken abends vor dem Schlafengehen einen Tupfer mit 20 ml Kolostrum, legen ihn direkt über die Schilddrüse, bedecken ihn mit Folie, um ihn feucht zu halten, und binden ein Halstuch darüber, damit der Tupfer nicht verrutscht. Führen Sie diese Behandlung über vier Wochen täglich durch. Idealerweise tun Sie das in Zeiten, in denen Ängste und Überfunktionsbeschwerden einen Hashimoto-Schub anzeigen.

Im chronischen Stadium der Erkrankung, wenn also bereits eine Verhärtung der Schilddrüse besteht, gehen Sie über zur Behandlung mit Gelée royale (siehe auch die Anleitung zum Wickel bei Erstarrungsknoten auf Seite 63).

Die Sinnlichkeit wieder aufwecken

Sie werden vielleicht selbst seit Ihrer Erkrankung festgestellt haben, dass sich Ihre Stimme durch die Schilddrüsenentzündung verändert hat, tonlos, heiser, neutral geworden ist. Der »Sex« ist aus der Stimme gewichen, und sie hört sich stattdessen kraftlos und nicht mehr belastbar an. Eben so, wie Sie sich gerade fühlen. Wenn Sie während der Massage zu singen beginnen, soll der Klang dazu dienen, diese Sinnlichkeit wieder aufzuwecken. Anfangs ist es wichtig, die Tonhöhe zu finden, die noch am »schönsten« klingt, und eine Zeit lang bei ihr zu verweilen, um sich einzufühlen. Mit den Tagen und Wochen werden Sie dann bald auch auf anderen Tonhöhen wieder einen angenehmen Klang entdecken. Es ist anfangs hilfreich, Melodien nachzusingen, die Ihnen gefallen, vielleicht indem Sie während der Massage Musik anstellen und Ihre Lieblingslieder mitsummen. Bald aber sollten Sie versuchen, gesanglich selbstständig zu werden, also allein und ohne Unterstützung zu singen und sich selbst zuhören zu lernen und dabei die emotionale Tiefe Ihres Gesangs zu entdecken, zu erfühlen, auszuloten, auszukosten. Denn wenn es Ihnen gelingt, so wieder Zugang zu Ihrer Seele zu finden, können Sie Verletzungen überwinden, die für die Ausbildung der Hashimoto verantwortlich waren, und sich dadurch von innen heraus heilen, und das in Verbindung mit sanften Arzneien, die alle in die gleiche Richtung zielen. Hauptsache, Sie gehen darauf zu und tun etwas, um der Schilddrüse zu helfen.

Erfolge kontrollieren

Bei der Hashimoto-Thyreoiditis kann man in über neunzig Prozent der Fälle im Blut Antikörperspiegel messen. Meistens ist es der Mikrosomale Antikörper (MAK), bekannt auch als TPO-AK, mitunter auch der Thyreoglobulin-Antikörper (TAK). Wenn Ihre Massage erfolgreich ist, sinken die Antikörperspiegel. Wenn diese steigen, heißt das, die Aktivität der Entzündung nimmt wieder zu. So können Sie über die Antikörper sehr fein abgestimmt erkennen, was sich mit Ihrer Hashimoto tut und ob die Entzündung zurückgeht und zur Ausheilung kommt oder nicht. Ziel ist es, die Antikörper in beiden Fällen möglichst weit unter 100 U/l zu bringen. Es ist deshalb sinnvoll, alle vier Wochen die Antikörper bestimmen zu lassen und ihre Höhe mit Ihrer Befindlichkeit zu vergleichen.

Fallbeispiel

Eine 34-jährige Patientin leidet seit ihrem 16. Lebensjahr an Hashimoto-Thyreoiditis, wobei zwischendurch einige Schübe aufgetreten sind mit TPO-Antikörperspiegeln, die unmessbar hoch waren. Sie besucht nun in einer ruhigeren Phase die Praxis. Das Ultraschallbild ist typisch für diese Erkrankung (siehe obere Abb.).

Der rechte Schilddrüsenlappen kommt hier im Querschnitt zur Darstellung. Seine Randkontur ist nicht eckig, sondern leicht abgerundet. Bei schweren Verläufen schrumpft die Schilddrüse mitunter zu einem c-artigen Bogen zusammen. Das ist hier in der Kontur angedeutet. Im Inneren der Schilddrüse finden sich mehrere dunkle Felder: Dort ist die Entzündung aktiv. Die Antikörperspiegel liegen derzeit bei 640 U/l. Die Patientin ist leicht erschöpfbar und hat Angstzustände, vor allem im Auto bei Stau. Dann tritt Herzklopfen auf. Sie ist depressiv verstimmt. Es besteht seit drei Jahren Kinderwunsch.

Nur vier Monate später sehen wir, dass sich die dunklen Felder in der Schilddrüse bis auf ein Feld aufgelöst haben. Die Schilddrüse wirkt dadurch wieder etwas eckiger, das Gewebe homogener (siehe untere Abbildung). Die Antikörperspiegel liegen in einem

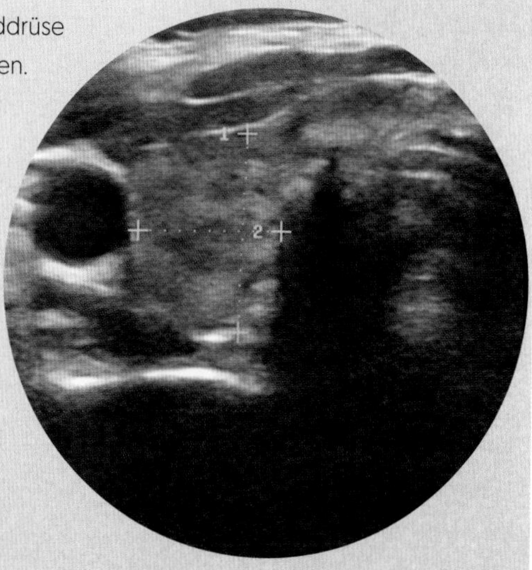

Der Ultraschall zeigt hier ein für die Erkrankung typisches Bild.

harmlosen Bereich bei 180 U/l. Die Patientin kommt in großer Euphorie, weil sie schwanger ist. Sie fühlt sich gut, die Ängste hat sie nicht mehr gehabt. Sie wird im weiteren Verlauf ein gesundes Kind gebären und in der Nachbeobachtung nach zwei Jahren keinen weiteren Hashimoto-Schub erleben.

Was hat sie unternommen, um dieses Ziel zu erreichen? Eigentlich nur Quarkwickel aufgelegt, beinahe jeden Abend. Sanddornöl hat sie anfänglich als Fruchtfleischöl verwendet, dabei aber einen Ausschlag am Hals bekommen und es daher nicht mehr angewandt. Sie hat die Schüßler-Salze Nr. 1, Nr. 8 und Nr. 12 eingenommen, worüber wir bei ihrem ersten Besuch gesprochen hatten. Außerdem hatte ich ihr in einer einmaligen Dosis Lac maternum C200 [Muttermilch als homöopathische Arznei] gegeben.

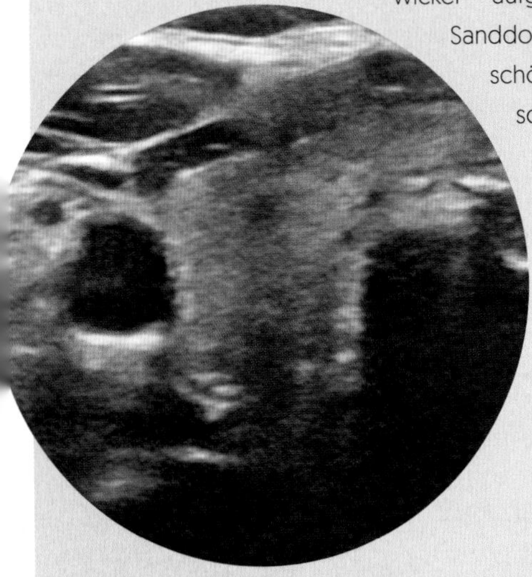

Nur vier Monate später haben sich die dunklen Felder in der Schilddrüse bis auf ein Feld aufgelöst.

Der **Leistungsknoten**

Die dritte Variante eines Schilddrüsenknotens entsteht – psychosomatisch gesehen – aus der »Empfindung« der Schilddrüse, reichlich Speicherhormon bereithalten zu müssen, um im Bedarfsfall jederzeit die Leistungsfähigkeit des Körpers erhöhen zu können. Die Schilddrüse befindet sich also in ständiger Habtachtstellung, weil Sie unglaublich intensiv leben und dabei eine Menge Energie verströmen. Dauert diese Anforderung über Jahre hinweg an, dann bilden sich Knoten aus, die »zystisch« sind, die also kleine Seen in sich bergen. Diese Seen sind voller Thyreoglobulin, dem Speichereiweiß, an das das Schilddrüsenhormon gebunden wird. Speicher sozusagen, die jederzeit geleert werden können, wenn das notwendig sein sollte.

Man erkennt Menschen, die solche Knoten haben, oft daran, dass sie den Eindruck machen, in der Schilddrüsenüberfunktion gelandet zu sein. Es geht ihnen so, als hätten sie mehrere Zigaretten hintereinander geraucht oder mehrere Tassen Kaffee getrunken. Sie sind aktiv, wachsam, leistungsbereit, aufgeregt, sinnlich, kommunikativ.

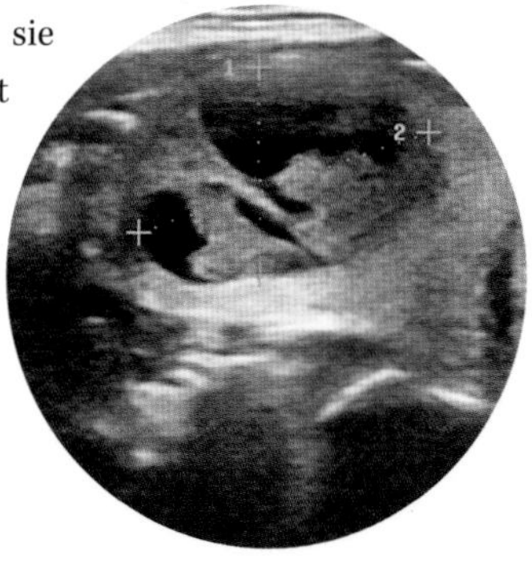

Dieser Knoten ist gut umgrenzt und besteht zu großen Teilen aus dunklen, wässrigen Bläschen, angefüllt mit Thyreoglobulin.

Morbus Basedow

Solange wir durch Erfolge, die wir durch Mehrleistung erzielen, belohnt werden, so lange haben wir ja meist das Gefühl, auf dem richtigen Weg und glücklich zu sein. In dieser Phase sieht die Schilddrüse völlig normal aus. Erst wenn wir den Misserfolg kennenlernen oder an unserem Ziel zu zweifeln beginnen, erst wenn wir unsere Illusionen verlieren und begreifen, dass der ganze Einsatz, den wir gezeigt haben, eigentlich »sinnlos« war, beginnt sich auch die Schilddrüse zu verändern. Im Versuch, das Erkannte nicht wahrhaben zu wollen und es zu verdrängen, wird sie krank.

Der Leistungsknoten ist ein hyperaktiver, relativ weicher Knoten, dunkel geworden von hyperaktiven Zellen, und neigt zur Bildung von Zysten, weil er einen ganzen See von Schilddrüsenhormon, gebunden an Thyreoglobulin, dem Speicher, aufgespart für Notsituationen, auf Halde bereithalten möchte.

Die Extremform des Leistungsknotens ist der Morbus Basedow, eine Autoimmunerkrankung, die dadurch gekennzeichnet ist, dass die Schilddrüse keinen verordneten Produktionsstopp an Hormonen mehr anerkennt. Der TSH-Rezeptor-Antikörper (TRAK) sorgt dafür, dass die Schilddrüse jedes Jodatom, das mit der Nahrung aufgenommen wird, auch in Schilddrüsenhormon umsetzt, ungeachtet der tatsächlichen Bedürfnisse des Körpers. Eine Besonderheit bei dieser Erkrankung ist, dass die Schilddrüse akut diffus entzündlich auseinanderweicht und hier mit Maßnahmen der Entzündungshemmung eine gute Abschwellung erreicht werden kann. Das betrifft bei vielen auch die Augen, die durch die endokrine Opthalmopathie hervortreten durch eine Schwellung, die um und hinter dem Augapfel tätig wird.

So massieren Sie den Leistungsknoten

Bei länger anhaltenden vergleichbaren Belastungszuständen kann sich bei Jodempfindlichkeit ein autonomes Adenom ausbilden, ein stetig feuernder, überproduzierender Knoten, der sich verfestigt im Bewusstsein der Hoffnungslosigkeit einer Lebenssituation, die sich nicht ändern lässt. Diese Reaktion läuft langsamer ab und ist nachhaltiger und typischer für das höhere Lebensalter.

Die Schilddrüsenmassage ist bei diesen hyperaktiven Formen ebenso sacht zu beginnen wie bei der Hashimoto, kann im Laufe der Wochen aber zunehmend verstärkt werden. Anfangs wird man ebenso wie bei den Verletzungsknoten möglicherweise Überfunktionsbeschwerden entwickeln. Al-

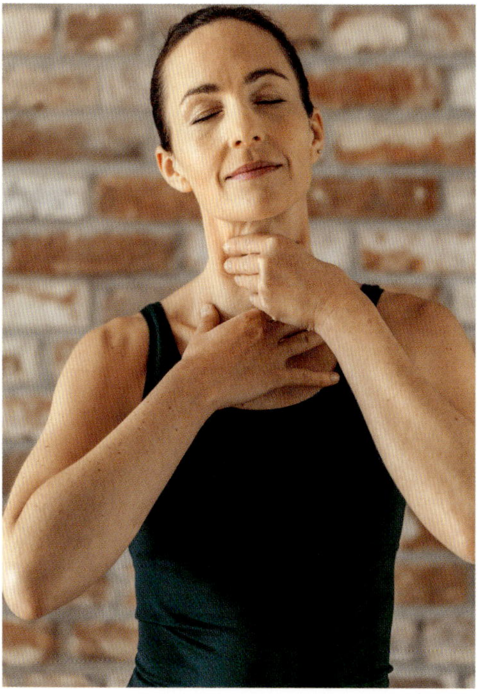

Beginnen Sie die Massage beim Leistungsknoten eher sachte.

lerdings sind Leistungsknoten weit solider und können besonders Druck sehr gut aushalten. Bevor Sie mit dem Massieren beginnen, sollten Sie vom untersuchenden Arzt erfahren haben, wo genau in Ihrer Schilddrüse die zystischen Areale liegen. Denn dorthin kann man bewusst mit der Fingerspitze über eine Minute lang einen Druck ausüben als Signal an den Hormonspeicher, sich zu entleeren. Ein ähnlicher Druck lässt sich erzeugen, indem man die Schilddrüse vorne am Hals mit beiden Händen fasst und gleichmäßig von vorn und von der Seite zusammenpresst, dabei eine Minute lang den Druck aufrechterhält und dann wieder loslässt.
Bei der Massagebehandlung von Leistungsknoten sollten Sie ein **kühlendes und trockenes Öl** verwenden, das einen hohen Anteil an Gamma-Linolensäuren hat. **Nachtkerzenöl** bietet sich hier besonders an, alternativ aber auch das aus den Samen von Borretsch und Johannisbeeren gepresste Öl oder Leinöl, Mohnöl und Lavendelöl.

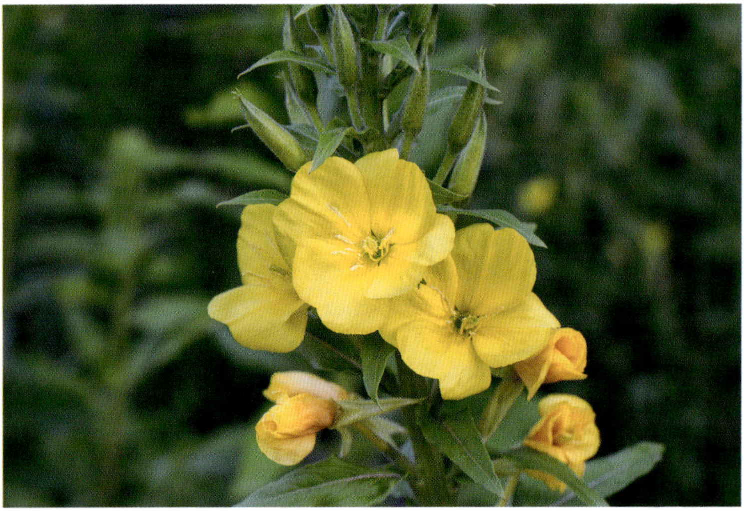

Nachtkerzenöl vermittelt Kälte und Trockenheit und ist daher bei Leistungsknoten hilfreich.

Nachtkerzenöl ist in der Naturheilkunde vor allem dafür bekannt, ekzematöse Hauterscheinungen lindern zu können bei Menschen, die stark über ihre Haut mit der Umwelt kommunizieren. Diese Menschen sind auch als »luftige« Typen bekannt, nämlich als solche, die nach der Elementelehre zu warm und zu feucht sind und zu Krankheiten wie Hautekzeme oder andere entzündliche Krankheiten der Haut neigen. Was sie brauchen, ist Kälte und Trockenheit, und das kann ihnen ein kühlendes und trocknendes Öl wie das Nachtkerzenöl am besten vermitteln. Entzündlich geschwollene Bereiche werden mit diesem Öl oder einer der oben genannten Alternativen zweimal täglich einmassiert.

Im Rahmen einer Schilddrüsenüberfunktion wird das Herz schneller schlagen und der Blutdruck ansteigen. Innere Unruhe, Zittern und Angstbereitschaft sind in dieser Situation häufige Begleiter. Hier kann es sich sehr wohltuend auswirken, die Schilddrüse und ihre Umgebung, mitunter auch die Augen, mit einer **kühlen Anwendung** zu beruhigen und die erhöhte Durchblutung in dieser Situation herunterzufahren.

Eine echte Schilddrüsenüberfunktion mit Mehrbildung aktivierender Schilddrüsenhormone erzeugt im gesamten Körper Hitze. Je stärker gleichzeitig ein entzündlicher Prozess vorliegt, bei dem Schilddrüsenzellen zerfallen und die in ihnen enthaltenen Hormone in die Blutbahn eingeschwemmt werden, verschiebt sich das Bild. Die innere Hitze ist gepaart mit innerer Kälte und kann leicht von einem zum anderen übergehen. Wenn Sie wissen wollen, wo Sie diesbezüglich stehen, messen Sie über einen Zeitraum von drei Tagen viermal täglich die Mundtemperatur und schauen, wie stark die Temperaturwerte voneinander abweichen. Abweichungen von einem Grad und mehr sind klare Hinweise auf ein gemischtes Bild. Sie können sich in diesem Fall die Empfehlungen aus der Behandlung von Verletzungsknoten und Entzündungen Anregungen holen.

Ist die Temperatur konstant und liegt um 37 Grad, können Sie entschiedener kühlen. Sich insgesamt nicht zu warm anziehen und vorne am Hals Salzwasserwickel anlegen. Dazu geben Sie 2 Esslöffel Salz in einen Liter

Wasser, den Sie in den Kühlschrank bei 8 Grad stellen. Bei starker Überfunktion können Sie stündlich Wickel auflegen am Hals und bei hervortretenden Augen auch auf die geschlossenen Augen und Schläfen, immer so lange, bis sie warm geworden sind.

Weitere Unterstützungsmaßnahmen

Auch bei einem Leistungsknoten können Sie gut mit **Halswickeln** arbeiten – hier sollten die Wickel antientzündlich und schilddrüsenblockierend wirken. Für einen Wickel aus Weißkohl und Wolfstrappkrauttee, der über Nacht einwirken kann, vermischen Sie vom Tee 3 Esslöffel mit lauwarmem Wasser und füllen diese in die Lasche des Halswickelsets. Brechen Sie die Blätter des Weißkohls ab, schneiden Sie die harten Rispen heraus und zermahlen Sie die Blätter mit dem Nudelholz weich und matschig. Anschließend legen Sie die Wolfstrapp-Wasser-Mischung direkt auf die Schilddrüse und schichten fünf Lagen Weißkohlblätter darüber, legen den Stofflappen darum, wickeln Haushaltsfolie darum, damit die Feuchtigkeit im Wickel bleibt, und binden alles mit der Halskrause fest. Diesen Wickel belassen Sie die ganze Nacht.

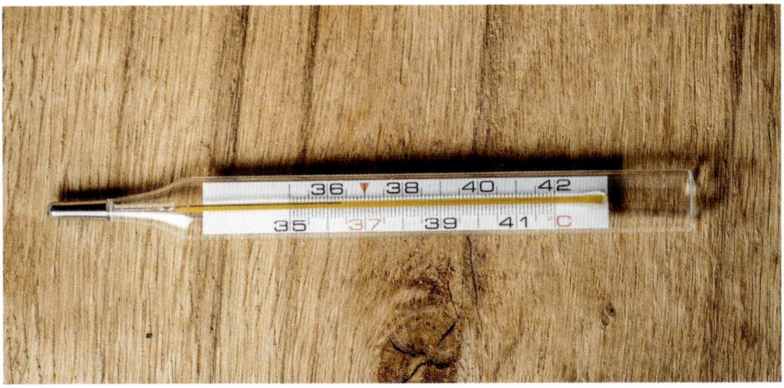

Beobachten Sie bei einem Leistungsknoten Ihre Temperatur.

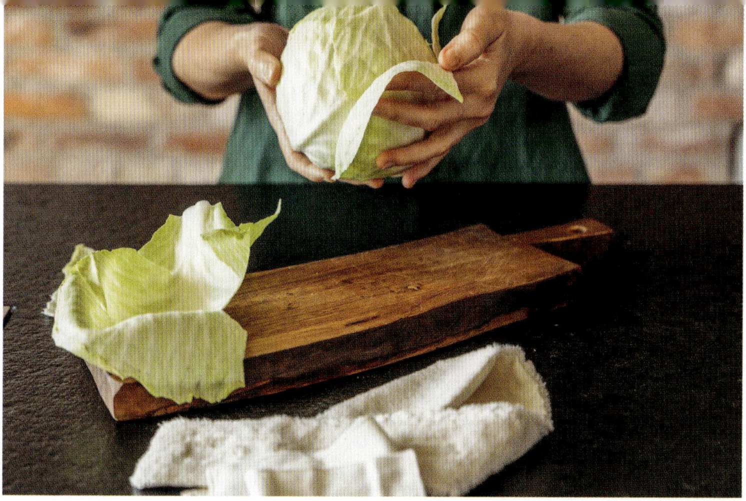

Für einen antientzündlichen Wickel können Sie Weißkohlblätter verwenden.

Wolfstrappkraut und Weißkohl beinhalten pflanzliche Varianten von Schilddrüsenblockern, die sich gut kombinieren lassen und in vielen Fällen auch ermöglichen, klassische Schilddrüsenblocker wie Thiamazol, Carbi-

Wickel mit **Heilerde**

Alle Fälle von Leistungsknoten bei Jodempfindlichkeit und Neigung zur Überfunktion profitieren auch von Heilerde, insbesondere der weißen Variante. Dazu rührt man Heilerde mit warmem Wasser an, füllt das Gemisch in die Lasche des Wickelsets und legt den Wickel auf die Schilddrüse auf, wo man ihn die ganze Nacht lang belassen kann. Diese Therapieform stammt aus der Elementelehre der Heilkunst, wo Schilddrüsenüberfunktion als überschießendes Wirken des Elementes Luft interpretiert wird. Erde ist hier das direkte Gegenmittel, sie kühlt und trocknet.

mazol oder Prothiucil, die von Ihrem Arzt verordnet wurden, in der Dosis einzusparen. Wenden Sie diesen Wickel über einen Zeitraum von vier Wochen täglich an, speziell in Zeiten, in denen Überfunktionsbeschwerden bestehen, insbesondere bei Morbus Basedow mit hohen TRAK-Werten.

Singen bis ans Ende des Atems

Der Gesang dient bei Menschen mit Leistungsknoten dazu, sich zu erden. Im Indischen ist zu diesem Zwecke das Mantra »Om« sehr beliebt, ein tiefer, kehliger Laut, der uns mit unserem Wurzel-Chakra in Verbindung bringt. Man singt lang gezogen bis an das Ende des Atems, holt kurz Luft und lässt dann den tiefen Ton wieder ertönen. Nicht laut, sondern wie ein Hintergrundgeräusch. Vielleicht kennen Sie das australische Didgeridoo? Versuchen Sie, einen ähnlichen Klang zu erzeugen.

Erfolge kontrollieren

Wenn Leistungsknoten überaktiv sind, drückt sich das durch eine Senkung des TSH-Wertes im Blut aus. Dieser kann im Morbus-Basedow-Schub oder durch ein autonomes Adenom auf null gedrückt werden. Eine gute Massage bringt das TSH zum Ansteigen auf Werte von über 1,0 mU/l. Nachdem Laborwerte bei Leistungsknoten nicht immer zuverlässig sind, ist es auch wichtig, zu überprüfen, ob Sie innerlich ruhiger geworden sind. Ob Sie länger und tiefer schlafen, gelassener agieren, gefühlsmäßig ausgeglichen sind. Das Befinden ist die wichtigste Kontrolle dafür, ob man auf dem richtigen Weg ist. In manchen Fällen kommt es innerhalb von wenigen Monaten zu Verbesserungen um bis zu sechs Zentimeter, das heißt, manche Hälse schwellen von 43 cm auf 37 cm ab als Ausdruck dessen, dass die Basedow-Entzündung in der Schilddrüse nachlässt. Leistungsknoten schrumpfen nicht ganz so gern. Sie nehmen an Wandspannung ab, erscheinen weniger gefüllt, doch es hat sich im Laufe der Zeit in diesen Knoten ein Speichersee gebildet, der zwar an Inhalt abnehmen kann, während die zystische Struktur aber meist bestehen bleibt.

Fallbeispiel

Zwischen diesen beiden Aufnahmen liegen acht Monate. Vorher bestand eine große Zyste mit 20 ml Inhalt, die kaum auf den Bildschirm des Ultraschallgerätes gebracht werden konnte **(siehe Abb. 1)**. Nachher ist die Flüssigkeit in der Zyste bis auf einen winzigen Rest zusammengeschrumpft. Was war passiert? Die Patientin hatte einfach konsequent Jod in ihrer Nahrung ausgespart und jeden Tag mit Pfefferminzöl sanft einstreichend eine Massage der Schilddrüse betrieben – und sie hatte ihre durch Überarbeitung, Leistungsdruck und Existenzangst gekennzeichnete Tätigkeit als selbstständige Händlerin aufgegeben und gegen eine Angestelltenposition eingetauscht. In dieser Zeit bildeten sich auch Angstgefühle, Herzklopfen, erhöhter Blutdruck und Schlafstörungen wieder vollkommen zurück, und eine beim ersten Termin auffallende Gesichtsröte war verschwunden. Der zuvor geblähte Hals war wieder schlank geworden, hatte 6 cm Umfang verloren. **(siehe Abb. 2)**.

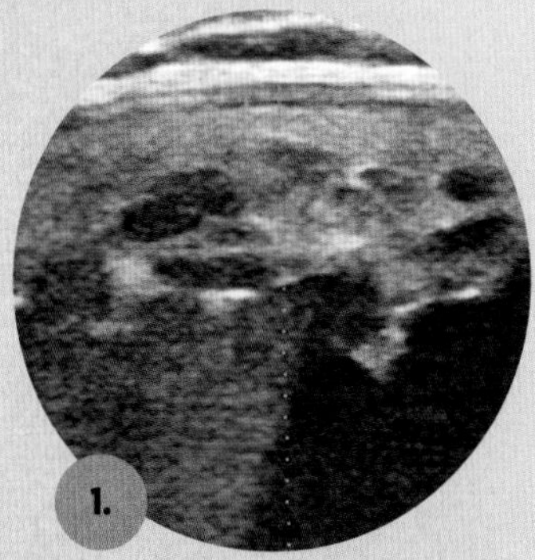

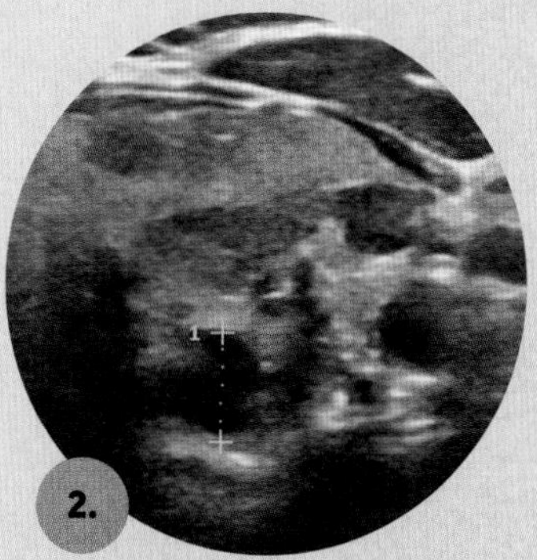

Anhang

Bezugsquellen
für Hilfsmittel

Bitte beachten Sie: Die folgenden Anbieter liefern zahlreiche in diesem Buch genannte Wirksubstanzen, Produkte und Materialien. Alle genannten Bezugsquellen sind Beispiele. Es gibt darüber hinaus noch weitere Anbieter, die die gleichen oder ähnliche Produkte anbieten.

DMSO

www.gall-shop.com

Hier finden Sie DMSO-Gel, DMSO-Salbe und DMSO-Creme in den Mischungen 15%, 30% und 50% für die äußerliche Anwendung, und auch DMSO-Spray 15%.
Sie bekommen 99,9% DMSO in der Apotheke und können es 1 x 1 mit Wasser verdünnen, um 50%iges DMSO für die Schilddrüsenanwendung zu gewinnen.

Kolostrum

www.demeter.de
Auf der Website von Demeter können Sie nach einem Bauernhof in Ihrer Umgebung suchen, der nachhaltig und biologisch wirtschaftet, weshalb Sie davon ausgehen können, dass das Kolostrum eine hohe Qualität aufweist.

Gelée royale

www.imkerei-schachtner.de/

www.naturprodukte-mv.de/frisches- Gelee-Royale

Gelée royale ist recht teuer, und wenn Sie im Internet ordern, wissen Sie nie genau, ob Sie auch wirklich das bekommen, was auf der Packung steht. Ich empfehle Ihnen daher, einen Imker in Ihrer Umgebung anzusprechen. Vielleicht werden Sie das Bienenprodukt dort auch preisgünstiger bekommen, vor allem aber haben Sie eine verlässliche Bezugsquelle.

Wärmekissen 24

In der Apotheke bekommen Sie das früher »Heilwärmer« genannte, mit Eisenpulver gefüllte Kissen in Folie. Sobald Sie die Folie öffnen, erwärmt sich das Eisenpulver durch den Luftzutritt auf etwa 40 Grad.

www.heatpaxx.de

Diese Wärmer können bis 70 Grad Hitze erreichen, weshalb sie in ein Handtuch eingewickelt werden müssen. Sie eignen sich eher für die Behandlung von Erstarrungsknoten.

www.warmers.com

Als »Handwärmer« verkauft sind diese Heilwärmer wesentlich preisgünstiger als die aus der Apotheke.

Wickelset

Bahnhof-Apotheke Kempten, www.bahnhof-apotheke.de

Öle

Weltapotheke Wien, www.weltapotheke.at

Im Jahr 2014 habe ich in Zusammenarbeit mit Barbara Katanic von der Weltapotheke in Wien Massageöle für die Schilddrüse entwickelt, die sich

für die in diesem Buch geschilderten Formen der krankhaften Schilddrüsenveränderungen eignen.
»Thyra wärmend« ermöglicht eine aktivierende und durchblutungsfördernde Massage, die Bindegewebsverhärtungen auflöst, den Hautstoffwechsel stärkt und die Zellneubildung unterstützt. Es ist ein besonderes Öl für die Behandlung von Erstarrungsknoten und enthält Mandelöl, Sanddornfruchtfleischöl, Sanddornöl, Wildrosenöl, ein Mazerat aus Johanniskrautblüten in Olivenöl, Rizinusöl, Himbeersamenöl, Preiselbeersamenöl und eine Mischung aus reinen ätherischen Ölen der Rose und des Rosmarins.

»Thyra basis« vereinigt mehrere entzündungshemmende Öle und Substanzen, darunter Johannisbeersamenöl, Nachtkerzenöl und Kamille. Der harzig süße, orangenartige Duft von Weihrauch reinigt auf sanfte Weise und belebt. Dieses Öl ist für alle entzündlichen Veränderungen der Schilddrüse ein wichtiges Heilmittel.

»Thyra kühlend« wirkt entspannend und beruhigend, bringt eine angenehme Kühle und Feuchtigkeit auf die Haut. Aloe vera, Mädesüß und Lepidolith reduzieren überschießende Reaktionen bei Schilddrüsenüberfunktion. Der Duft von Lavendel und Melisse wirkt beruhigend und angstlösend. Dieses Öl wird eingesetzt bei Leistungsknoten und allen Formen der Schilddrüsenüberfunktion.

www.marktapotheke-greiff.de
Die Marktapotheke Greiff in Gilching hat drei verschiedene Direktbalsame entwickelt, die sich zum Auftragen über der Schilddrüse eignen.

SD-Direktbalsam Nr. 1
Dieser Balsam wurde entwickelt zur Lokalbehandlung bei aktiver Entzündung der Schilddrüse mit empfindlicher Haut im Halsbereich. An ätherischen Ölen enthalten sind: Kamille, Schafgarbe, Kreuzkümmel. Sie wirken

beruhigend, entspannend und regenerierend. Man wendet ihn bei aktiver Schilddrüsenentzündung an.

SD-Direktbalsam Nr. 2

Dieser Balsam enthält Myrrhe, Lemongras und Pfefferminze, die stimulierend, belebend und regenerierend wirken. Die Anwendung wirkt sich günstig bei Erstarrungsknoten oder einem Zustand nach Entzündung der Schilddrüse aus.

SD-Direktbalsam Nr. 3

Dieser Balsam wird empfohlen bei Schilddrüsenunterfunktion und enthält mehrere ätherische Öl, die mit dem homöopathisch potenzierten Organpräparat Thyreoidea in der Potenz D4 vermischt sind. Thyreoidea ist gefriergetrocknete Schilddrüse vom Schwein. Der konkrete Hormongehalt ist sehr gering.

www.sandorado.de/
Eine gute Bezugsquelle für biologisch gewonnenes Sanddornöl.

www.primaveralife.com
Ein Veteran der Naturkosmetik, der hochwertige Öle herstellt. www.weleda.de
Hier bekommen Sie unter anderem auch ein Sanddornpflegeöl, das biologisch-dynamisch gewonnen wurde.

www.wala.de
Ein Großunternehmen, das seit 1932 Naturkosmetik mit Qualitätssiegel herstellt und anthroposophische Mischungen im Programm hat, mit denen sich einige der in diesem Buch erwähnten Arzneien auch kombinieren lassen.

Bildnachweis

Mit 39 Farbfotos von Holger Münch, münch lichtbildnerei, Stuttgart, muench-lichtbildnerei.com

Mit 12 Farbfotos von Adobe Stock: Seite 6 (Lightfield Studios), 9 (fidaolga), 45 (PIxelot), 49 (AlGen), 51 (PhotoSG), 53 (boryanam), 57 (Jo Panuwat D), 62 (Pixel-Shot), 72 (valiantsin), 75 (rosinka79), 84 (aga7ta), 86 (Voyagerix)

Mit 1 Illustration von Mascha Greune: Vordere Umschlagklappe innen

Alle übrigen Fotos stammen aus dem Archiv des Autors.

Impressum

Umschlaggestaltung und -illustration: buxdesign, Lisa Höfner

Mit 51 Farbfotos und 1 Farbzeichnung.

Unser gesamtes Programm finden Sie unter **kosmos.de/herbig**

FSC www.fsc.org MIX Papier | Fördert gute Waldnutzung FSC® C015829

Gedruckt auf chlorfrei gebleichtem Papier

ISBN 978-3-96859-073-8

Projektleitung und Redaktion: Nicole Janke

Gestaltungskonzept: bux design, München

Gestaltung und Satz: Reemers Publishing Services GmbH, Krefeld

Produktion: Vanessa Frömmig

Druck und Bindung: Printer Trento

Printed in Italy/Imprimé en Italie

Dr. med. Berndt Rieger

Schilddrüsen-
massage

Heilende Techniken bei Hashimoto und Schilddrüsenknoten

Mit Schritt-für-Schritt-Anleitungen

herbig

Inhalt